项目支持 深圳医疗卫生三名工程（SZSM202311020）
国家儿童医学中心儿童慢性病防控深圳基地
深 圳 市 儿 童 青 少 年 健 康 发 展 协 会

儿童成长中的皮肤烦恼

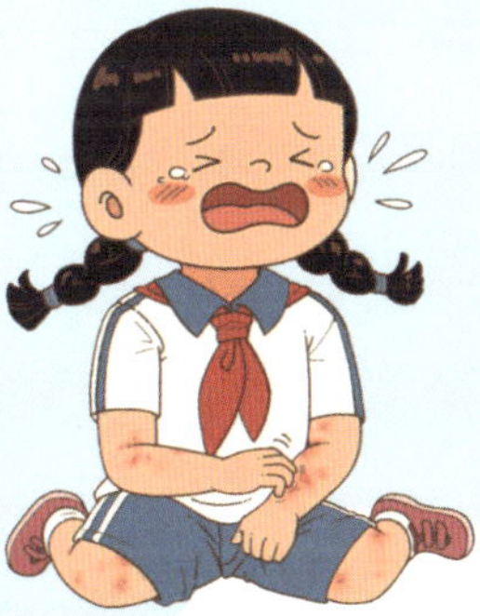

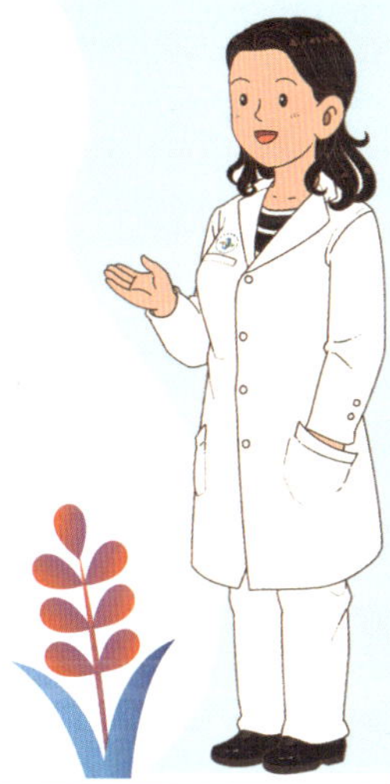

主　审 ● 孙建方

主　编 ● 关　杨

副主编 ● 蓝丽娜　李祥子

编　委 ● 杨少蝶　王　奔　田永贞
刘家蕊　黎佩琳　张　妍
邹灵洁　陈潍一

人民卫生出版社
·北　京·

图书在版编目（CIP）数据

儿童成长中的皮肤烦恼 / 关杨主编. -- 北京 ：人民卫生出版社，2025. 10. -- ISBN 978-7-117-38609-8

Ⅰ. R751-49

中国国家版本馆 CIP 数据核字第 2025FQ3367 号

人卫智网	www.ipmph.com	医学教育、学术、考试、健康，购书智慧智能综合服务平台
人卫官网	www.pmph.com	人卫官方资讯发布平台

儿童成长中的皮肤烦恼
Ertong Chengzhang Zhong de Pifu Fannao

主　　编：关　杨
出版发行：人民卫生出版社（中继线 010-59780011）
地　　址：北京市朝阳区潘家园南里 19 号
邮　　编：100021
E - mail：pmph @ pmph.com
购书热线：010-59787592　010-59787584　010-65264830
印　　刷：北京顶佳世纪印刷有限公司
经　　销：新华书店
开　　本：710 × 1000　1/16　　印张：10
字　　数：116 千字
版　　次：2025 年 11 月第 1 版
印　　次：2025 年 11 月第 1 次印刷
标准书号：ISBN 978-7-117-38609-8
定　　价：69.00 元
打击盗版举报电话：010-59787491　E-mail：WQ @ pmph.com
质量问题联系电话：010-59787234　E-mail：zhiliang @ pmph.com
数字融合服务电话：4001118166　E-mail：zengzhi @ pmph.com

序

皮肤是人体最大的器官，也是健康的第一道屏障。人的一生可能面临各种各样的皮肤问题，特别是正处于生长发育关键期的儿童和青少年，从婴幼儿时期的湿疹、水痘，到青春期的痤疮、脂溢性皮炎，不同年龄阶段的孩子面临着各不相同的皮肤问题。近年来，随着环境变化、生活方式转变及学业压力增大，儿童青少年皮肤病的发病率呈现上升趋势。

皮肤就像身体的一面镜子，映照出孩子们的身体状况、生活方式和心理状态。皮肤问题不仅会带来身体上的不适，还会影响心理健康和社交自信，甚至可能影响成年后的性格和情绪。

事实上，大多数儿童青少年的皮肤问题可通过科学预防和正确护理得到有效控制和治疗。本书由经验丰富的皮肤科医生团队编写，深入浅出地讲解了 0~18 岁儿童青少年最常见的近 20 种皮肤问题，提出了实用的护理指导和科学的治疗建议。

衷心希望本书能成为您和家人的皮肤健康助手，让孩子远离皮肤病的困扰，拥有一个灿烂绽放的童年！

上海市皮肤病医院　院长　李斌

2025 年 6 月

儿童成长中的皮肤烦恼

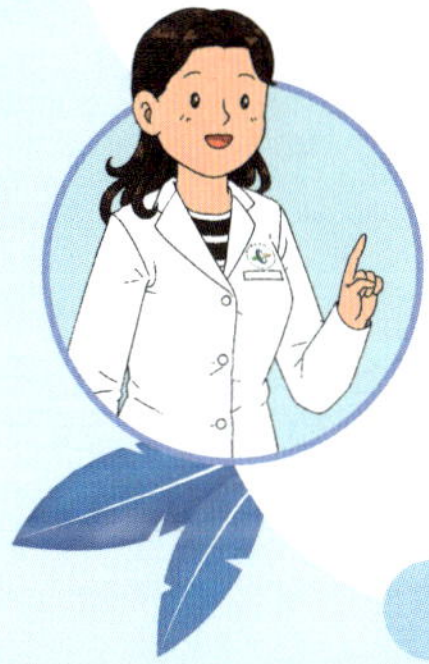

前 言

儿童和青少年的皮肤病看似只是“小问题”，却是牵动着整个家庭神经的“大烦恼”——让新手父母手足无措的新生儿脂溢性皮炎，让学龄儿童分散专注力的顽固湿疹，让青春期少年不敢“抬头”的痤疮……更令人忧心的是，近十年我国儿童特应性皮炎发病率增长了1.5倍，过敏性皮肤疾病呈现显著低龄化趋势。

皮肤是健康的第一道屏障，儿童皮肤尤其娇嫩脆弱。在二十余年临床工作中，我发现许多家长普遍存在认知误区：有的将成人药膏随意给孩子涂抹，有的迷信“纯天然”的“土方”“偏方”，更多的因缺乏基础护理知识而延误疾病最佳干预时机……在“我本可以”时避免遗憾的发生，正是我们编写本书的初衷。

本书文字浅显易懂、插图形象有趣，适合家长和孩子共读。当你们一起捧书阅读时，孩子感受到的不仅是您在传授健康知识，更是在传递一种生活态度——对健康的尊重，对生命的珍视。

愿每个孩子都能拥有健康的皮肤和自信的人生，勇敢地奔赴属于自己的星辰大海。

深圳市皮肤病医院

2025年6月

儿童成长中的皮肤烦恼

目 录

第一章 学龄前儿童常见皮肤病

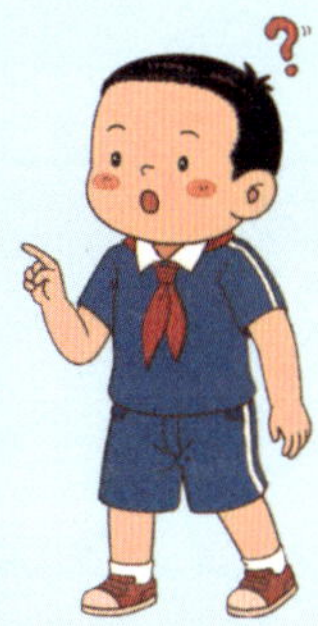

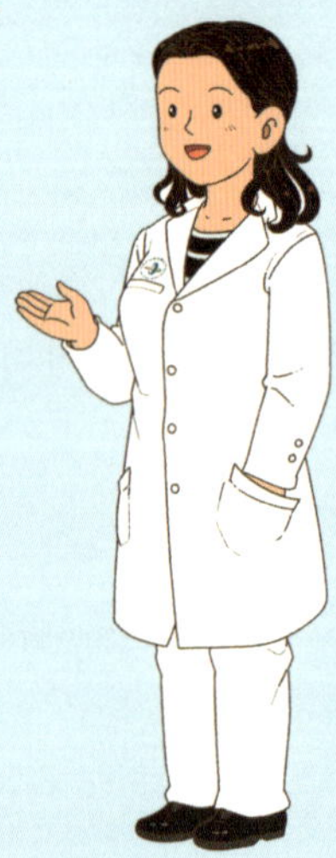

第一章

学龄前儿童常见皮肤病

痱　子

炎炎夏日，火辣辣的太阳当空照。鹏鹏在公园里滑滑梯、玩跷跷板、荡秋千……他玩得不亦乐乎，完全感觉不到身上的衣服已经被汗水湿透了。午睡时，妈妈发现鹏鹏总用小手挠痒痒，就是睡不着。掀开衣服一看，他的脖子、后背、腋窝出现了大片大片的红色疹子。

“糟了，又长痱子了！”

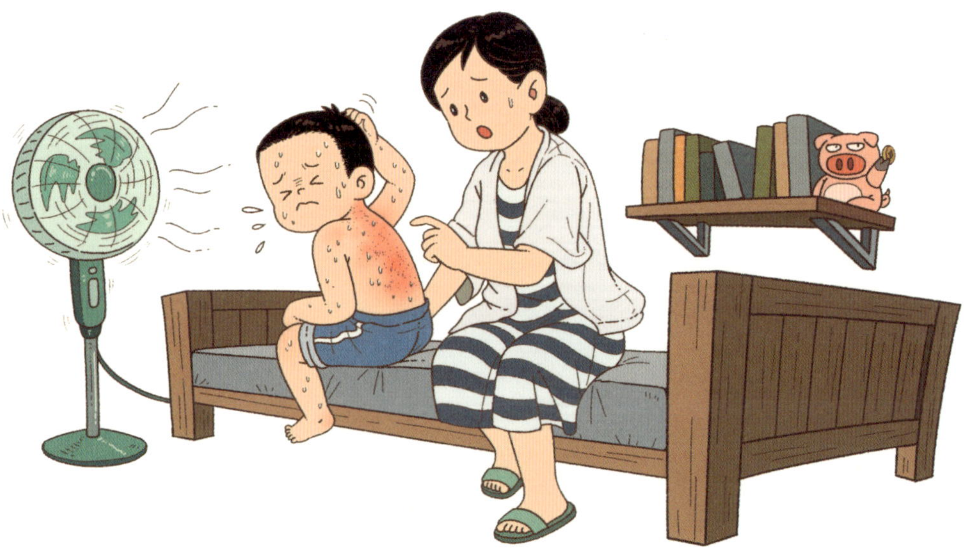

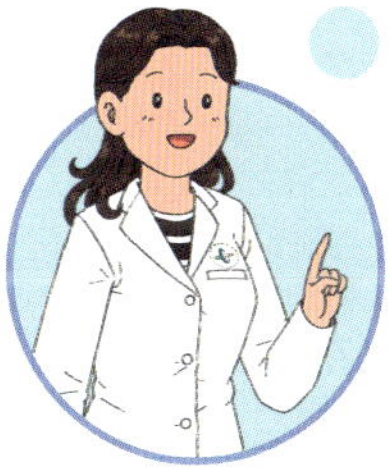

皮肤科医生说

夏季来临，高温闷热，孩子的皮肤问题也多起来，最让父母们困扰的就是可能反复出现的痱子。

痱子，医学上又名粟粒疹，是一种夏天常见的皮肤疾病，多与高温和闷热环境有关。孩子出汗多又不能很快蒸发，导致皮肤表面汗管的开口阻塞，汗管内的汗液不能往外排出，最终渗入周围组织，引起皮肤炎症反应。

痱子会造成瘙痒和不适，严重时还可能引发皮肤感染。家长发现儿童局部皮肤发红、出现微小丘疹等痱子早期症状时，可参照以下建议采取相应护理措施，如果继发感染应及时就医。

1. 痱子形成有两个重要条件

热和闷！

（1）热：夏季气温高、湿度大，人体为了保持体温恒定，会通过大量出汗的方式帮助身体散热，轻微活动就会大汗淋漓。

（2）闷：汗液大量分泌，超过皮肤表面的蒸发能力时，过多的汗液就被“闷”在汗腺导管内，导致汗管扩张、破裂。大量汗液进入皮肤组织内，形成大片晶莹透亮的小水疱和小丘疹。

婴幼儿的皮肤娇嫩，汗腺发育尚不成熟，又正处在活泼好动的时期，如果家长没有及时关注到孩子体温升高、出汗过多的情况，就很容易捂出痱子。

特别需要注意的是，除了活动出汗外，发热性疾病引起身体持续高热，也会造成大量出汗；长时间包扎绷带、贴敷不透气膏药，以及长期卧床使用不透气的床垫、垫单等，都是痱子的高发因素。

2. 痱子不都是红红的

很多人以为痱子就是红红的，其实，根据不同表现痱子可分为红痱、白痱、脓痱和深痱四类。

（1）红痱：最常见的一种痱子，由汗液在表皮较深处溢出而形成，表现为密集分布的针头大小的丘疹、水疱，周围绕以红晕。这种痱子通常极痒，并伴有刺痛或灼热感，若不及时处理，过度搔抓可导致皮肤破损，继发感染，形成脓疱。

（2）白痱：医学上称为晶形粟粒疹，由汗液潴留在角质层形成，表现为针尖大小、透明清亮的小水疱，疱壁薄，特别容易破溃。白痱一般无症状，几天内可自行吸收、干涸，脱屑后痊愈。因此，通常不需要治疗。

（3）脓痱：一般由红痱继发细菌感染所致，表现为密集、针头大小的脓疱，周围皮肤红肿明显。患儿可感到明显的瘙痒、疼痛，严重时可伴有发热、淋巴结肿大等全身症状。

（4）深痱：由汗液潴留在真皮上层引起，多发生于反复发生红痱的儿童。深痱的水疱呈肤色，较大且较深，出汗时增大，不出汗时缩小，不易擦破，一旦刺破可流出大量透明液体。深痱反复发作会导致汗腺功能受损，患儿会出现全身出汗减少或无汗，严重时可出现头晕、头痛、发热、乏力等全身症状。

3. 应对痱子有“良药”

痱子是一过性的皮肤病，一般情况，只要正确处理很快就能缓解。

首先是降温。家长应为患儿提供较凉爽的环境，并适当减少衣物。

其次是对症下药。炉甘石洗剂具有收敛、保护、止痒的效果，可以有效缓解痱子带来的不适。

【使用步骤】

(1) 第一步清洁皮肤：用温水轻柔清洗长痱子和易出汗的部位，去除皮肤表面汗液、油脂和污垢，并注意保持皮肤清洁、干燥。

(2) 第二步摇匀药液：炉甘石洗剂是一种混悬液，久置后会出现沉淀现象，使用前须将药瓶充分摇匀，确保瓶内炉甘石、氧化锌等有效成分均匀混合，以保证每次使用时药物的浓度和疗效一致。

(3) 第三步涂抹药物：用干净的棉签蘸取适量的炉甘石洗剂，轻轻涂抹在患处皮肤表面，形成一层均匀的药膜，每日 2~3 次，直到皮疹消退。

【注意事项】

(1) 家长涂抹药物时动作要轻柔，避免反复用力擦拭，导致儿童薄嫩肌肤再受刺激。特别注意避开眼睛、口腔、鼻腔等黏膜部位，也不要将炉甘石洗剂涂到皮肤破损或糜烂处。

(2) 每次蘸取药物都要更换新的棉签，不要偷懒，使用过的棉签再次伸入瓶中，会造成整瓶药物被污染。

(3) 如果局部皮肤出现糜烂、破溃或红肿等感染症状，应采用联合抗感染治疗，建议家长及时前往医疗机构寻求医生帮助。

4. 这些常用方法不推荐

（1）痱子粉：这种商品名与“痱子”绑定的粉末，不推荐使用！痱子粉或爽身粉，不仅不能消除痱子，一旦遇汗还容易结块，造成毛孔堵塞，起到反作用。如果作为预防性使用，建议家长选择不易扬粉、不结块、不含滑石粉的产品，使用过程中还要特别注意，避免孩子吸入粉末，影响呼吸道健康。

（2）花露水：花露水含有酒精（乙醇），容易刺激儿童薄嫩的肌肤，不建议使用！很多家长喜欢给患儿涂抹花露水，或在浴盆中加入花露水，但这种做法不可取。花露水可能引发孩子皮肤发红、瘙痒、刺痛等不适症状，使痱子症状恶化。此外，酒精属于易燃物质，涂抹后不能靠近明火，否则可能引发灼烧，对孩子造成严重伤害。

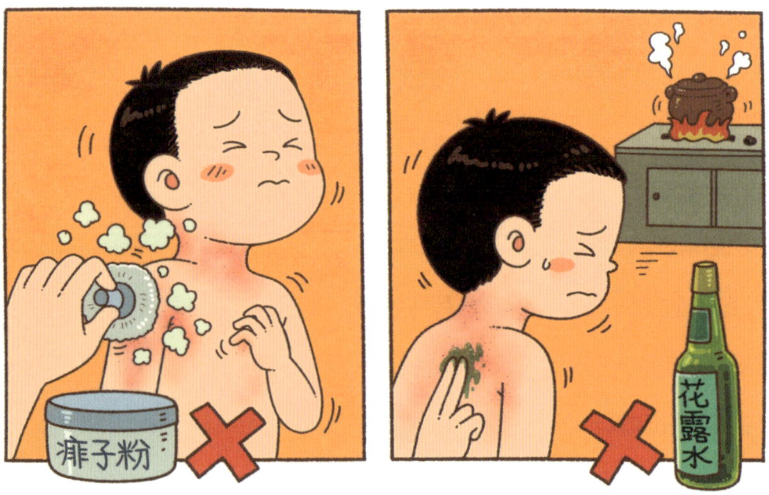

家校提醒

预防痱子六大招

(1) 保持适宜室内温度与湿度

室内环境的温度与湿度都要适宜,保持良好通风,可使用空调或风扇等将室内温度控制在25~27℃,湿度维持在40%~60%,这样有助于减少汗液过度分泌和积聚,降低痱子发生风险。

(2) 首选宽松透气的棉质衣物

家长给孩子挑选衣物时,应优先选择宽松、透气且吸汗性能良好的棉质衣物,避免穿着不利于汗液蒸发的紧身或化纤质地衣物。一旦发现孩子衣物潮湿,应及时更换。

(3) 夏季也要注意皮肤护理

夏天,家长应坚持每日为孩子洗澡,及时清除皮肤表面污垢和汗液,保持肌肤洁净、干燥,但应避免使用刺激性强的肥皂或清洁剂。婴幼儿皮肤娇嫩且褶皱较多,洗澡后可涂抹婴儿专用护肤油,既能有效保护皮肤,又可避免因摩擦、潮湿等因素引发痱子。

(4) 睡觉时别盖厚被子

孩子睡觉时,不宜使用厚重的被子,以免造成局部温度过高,汗液无法散发。建议控制好适宜的环境温度与湿度,使用薄毯或透气睡袋。

(5) 合理安排户外活动时间

夏季应避免在阳光强烈时段(早上10点至下午4点)安排儿童户外活动,在烈日照射下,儿童极易大量出汗,为痱子的滋生创造条件。

应选择早晨或傍晚，阳光较弱的时段，并尽量在树荫下活动，避免太阳直射。

(6) 每 2~3 小时更换一次尿不湿

长时间穿着尿不湿的婴幼儿，容易捂出痱子，因此，建议每 2~3 小时更换一次，保持臀部皮肤干爽，减少尿液和粪便对皮肤的刺激。如果孩子已长出痱子，应更频繁地更换尿不湿。还可在做好保暖的前提下，适当让臀部暴露在空气中，保持干爽，加快痱子消退。

胎 记

产房里传来一声嘹亮的啼哭,“恭喜,是个漂亮的女孩! ”

妈妈虚弱地抬头,看了看护士怀中的蔓蔓,只见她皮肤红扑扑的,眼睛还没睁开,小嘴儿一瘪一瘪地在哭。

“这……”

蔓蔓的左眼角下方有一小块红色胎记,妈妈愣了一下。

医生告诉妈妈,这可能是血管瘤,在婴儿中比较常见,不用过分紧张,后期可以去皮肤专科检查一下。

出院后,妈妈带蔓蔓来到皮肤科就诊,医生为蔓蔓进行了仔细检查,确诊为婴儿血管瘤(胎记中的一种)。

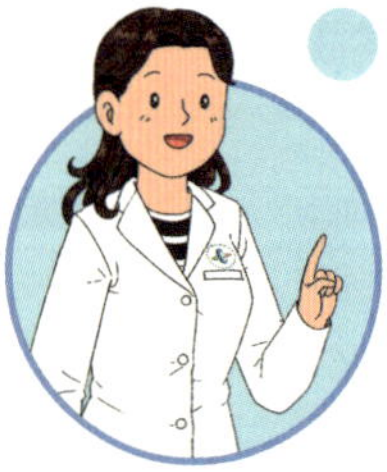

皮肤科医生说

婴儿血管瘤是一种常见的良性血管增生性病变，属于胎记的一种。胎记有很多类型、颜色、形状、大小，不同胎记出现在身体上的位置也各不相同。可在出生时就有，也可以在出生后几周、几个月后逐渐出现。最常见的是血管性胎记和色素性胎记。

1. 和孕期情绪不佳没有关系

民间有一种传说，婴儿身上的胎记与妈妈怀孕伤心、流泪有关。这是不对的！虽然现代医学对胎记的具体形成原因尚未明确，但没有证据支持胎记与妈妈孕期情绪有关。

目前来看，胎记可能与以下因素相关。

(1) 遗传因素：部分胎记有遗传倾向，如果父母一方或双方身上有或大或小的胎记，孩子出现胎记的概率较大。这是因为胎记的形成与基因表达有关，某些色素沉着或血管发育的特征可能会代代相传。

(2) 外部环境：孕妇在孕期受到外界环境的刺激，如空气污染、辐射、含有害化学成分的物质等，可能会影响胎儿的皮肤发育。

(3) 孕妇营养状况：孕妇长期不规律、不恰当饮食，不良的个人生活习惯等，均有可能造成营养物质摄入不足，从而导致胎儿在母体内生长过程所需的维生素、微量元素及矿物质缺乏。如果孕期长时间营养摄入不均衡，可能导致胎儿局部的色素沉着过多或血管发育异常，从而形成形状不一、局部颜色加深的胎记。

2. 常见的血管性胎记

(1) 血管瘤:是血管性胎记中最常见的类型,部分婴儿血管瘤在出生时就表现出来,部分在出生后 2~4 周出现,经历增殖期后,瘤体逐渐稳定,之后缓慢消退。

宝宝出生后,如果有局部皮肤发白、伴有细微毛细血管扩张,提示有血管瘤正在形成。早期血管瘤表现为淡红色斑片,随后逐渐生长甚至隆起皮肤表面,出现红色或紫红色的草莓状瘤体。

血管瘤根据所在位置,可分为浅表型、深在型和混合型。

✓ 浅表型:血管瘤位于皮肤表层,肉眼可见,通常呈现为鲜红色或紫色的隆起性丘疹或斑块,也可与周围皮肤平齐,形状不规则;体积和大小可有所不同,许多浅表型血管瘤体积小,局限于特定的位置,表面呈鹅卵石样。此型血管瘤按压后,颜色可能会部分消退。一般情况下会在婴儿成长过程中逐渐增大,多数在 2~3 岁后自行消退。

✓ 深在型:血管瘤位于真皮、皮下组织内,外观通常表现为淡蓝色或深紫色的肿块,边界不清,质地较软,表皮通常完整光滑。可能在宝宝出生后 2~3 个月才被发现,因为直到此时肿块才开始突出皮肤表面。深在型血管瘤在挤压后,体积可能会缩小。但在婴儿用力或哭闹时,肿块会增大、颜色加深。

✓ 混合型:同时具有浅表型及深在型的特点,为混合型。

一般来说,浅表型血管瘤不影响宝宝的成长和健康,通常会在几年内自行消退,因此不需要特殊治疗。但某些情况下,如血管瘤增长迅速、覆盖面积较大或位于重要部位(如在眼眶周围或鼻部等区域,影响视力发育或造成呼吸问题),可能需要采用激光、手术等方法治疗。

深在型或混合型血管瘤,治疗以局部外用药和系统用药为主,辅

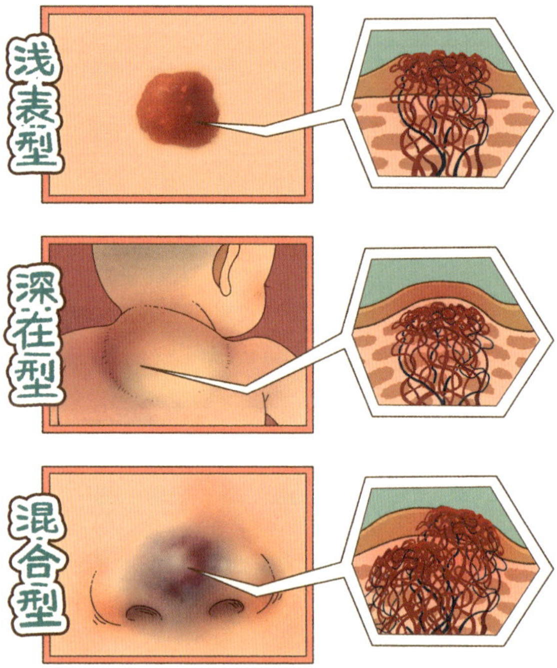

助激光或局部注射等。目的是抑制血管内皮细胞增生，促进瘤体消退，减少瘤体残留。严重时需采取手术治疗。具体治疗方案应由医生根据孩子具体情况个性化制定。

(2) 葡萄酒色斑：又称“鲜红斑痣”，一般在婴儿出生时或出生不久后出现，极少部分后天发生。这是一种先天性毛细血管畸形，多发于面部、颈部，也可生长在躯干或四肢，为边缘清晰、形状不规则的红色斑片，按压出现褪色或不完全褪色的现象。

葡萄酒色斑多发于面部、颈部，且一般不会自行消退。早期通常是粉色、与周边皮肤平齐，随着宝宝年龄增长，颜色会变为深红色或紫色，皮损逐渐增厚，严重时可呈现结节样增生。此外，红斑的深浅程度也会受温度、情绪、运动等因素影响。

若宝宝有这种胎记，家长可咨询皮肤科医生，建议在条件允许的情况下尽早治疗。目前较为有效的治疗方式有海姆泊芬光动力或脉冲染料激光治疗。

(3) 鲑鱼斑：有的宝宝身体中线附近，如眼皮、前额、颈背部会出现粉红色的斑疹、斑片，称为“鹤吻痕”，也称“天使之吻”。

“鹤吻痕”这个名字来源于西方神话。传说西方人称为送子鸟的白鹤，是用爪子抓着婴儿的背部和颈部送来的，所以在相应位置留下了“鹤吻痕”。当这种胎记出现在宝宝面部如额头和眼皮部位时，人们便联想是天使亲吻宝宝留下的“礼物”，因此又有一个美好的名字，即“天使之吻”。

从医学角度来看，鲑鱼斑是由皮肤表层堆积过多的细小血管造成的。宝宝安静时，斑片呈现淡淡的粉红色。当宝宝哭闹或发热时，血管变得充盈，斑片的颜色就会更红一些。这种胎记一般会随着宝宝长大慢慢消退，多数在 1 岁半至 2 岁内消失。个别长在颈背部的鲑鱼斑可能需要更长的时间消退，甚至伴随宝宝终身，但不会影响健康。

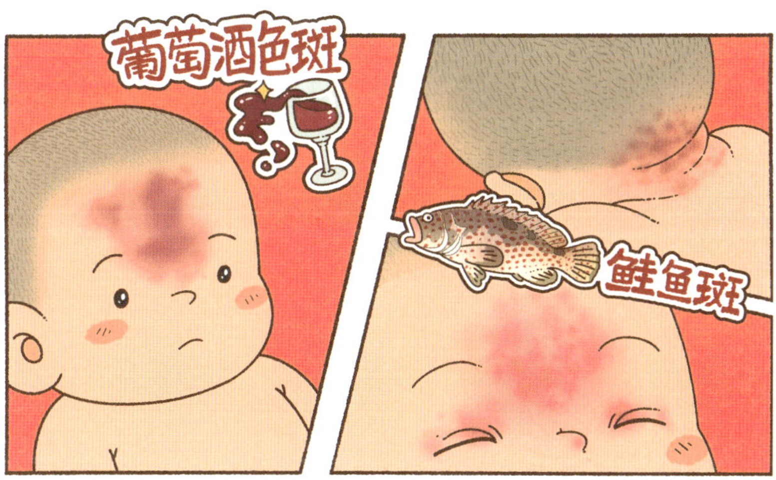

3. 常见的色素性胎记

（1）蒙古斑：很多家长称其为“青屁股”。蒙古斑多在宝宝出生时就有，好发于新生儿腰骶部、臀部及后背，也可能蔓延至整个背部甚至肩部和四肢。颜色呈灰蓝色或青色，斑片大小因人而异，单发或多发。

蒙古斑通常可自然消退，很少超过 6 岁，因此无须治疗。皮疹广泛或长期不退者可选择激光治疗。

（2）咖啡斑：也被称为“咖啡牛奶斑”，可发生于身体任何部位，为边界清楚、肤质正常、大小不等的淡褐色、棕褐色至暗褐色斑片。咖啡斑可持续整个儿童期，并可随宝宝年龄增长而增大。

一般情况下不影响健康，也无须干预。但如果有下列情况，家长需要警惕，应前往皮肤科就诊，排除神经纤维瘤等疾病可能。

✓ 宝宝身上散在的咖啡斑数量有 6 个及以上。

✓ 青春期前，最大直径大于 5mm。

✓ 成年期，最大直径大于 15mm。

（3）色素痣：又称黑素细胞痣，根据皮损出现的时间分为普通后天性色素痣和先天性色素痣。色素痣通常在儿童期出现，至青春期增多，从成年期开始下降，一般在 30 岁后新发色素痣逐渐减少。先天性色素痣一般分为小型（<1.5cm）、中型（1.5~20cm）、大型（20~40cm）和巨型（>40cm）。通常一开始为扁平、色素均匀的斑片，之后逐渐隆起，表面不光滑、色素不均匀甚至毛发增生。

先天性色素痣会随着宝宝身体生长而同比例长大，家长不用过于担心，注意观察即可。但 >40cm 的先天性巨痣恶变风险高。如果长期保持稳定的色素痣在短期内出现明显增大、色素减退或不均匀，表面破溃出血，表面或周围出现丘疹，伴瘙痒、疼痛等症状，应高度警惕痣的恶变。

如果宝宝有中型及以上先天性色素痣，建议每年复查 1 次，发现有快速生长的迹象或其他异常变化，应及时就医。

(4) 太田痣：太田痣常发生在单侧面部，尤其是眼睛、脸颊区域，表现为青黑色或棕灰色斑片，约有 2/3 的患者伴有同侧巩膜蓝染。

太田痣发病原因不明，亚洲人常见，大多在出生时就有，少数可后天发生。它不会自然消退，随着浸润黑色素细胞的增生活跃可逐渐扩大、色素加深，但很少恶变。太田痣建议早期激光治疗。

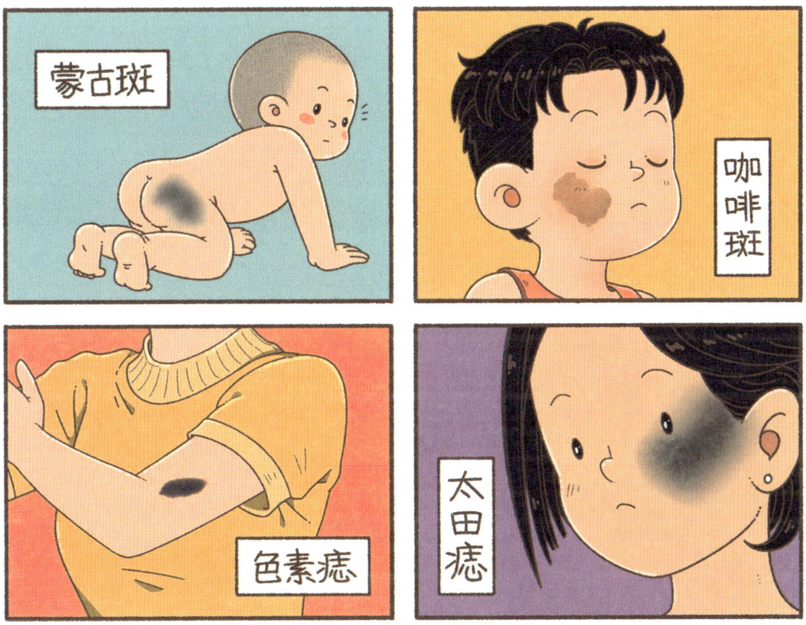

4. 减少胎记发生有办法

虽然胎记形成的因素复杂、原因尚未明确，无法完全避免，但准妈妈们可通过以下方式降低胎记发生的可能性。

（1）均衡营养：孕期饮食对于胎儿发育至关重要。孕妇应保持均衡饮食，避免过多食用高糖、高盐、高脂肪食物。保持饮食多样化，确保摄入充足的维生素 C、锌、硒等抗氧化成分，有助于减少自由基对皮肤的损伤，降低胎记形成的风险。

（2）避免接触有害物质：孕期要特别注意避免接触苯、甲醛等可能通过胎盘影响胎儿皮肤发育的有害物质。此外，长时间接触电子产品可能对胎儿产生一定影响，孕妇应适当减少使用手机、电脑等设备，尤其是在孕早期和孕中期。如果工作需要长时间面对电脑，怀孕之后可通过穿防辐射服，减少辐射对胎儿的影响，并尽量减少使用电子设备的时间。

（3）防晒：孕期外出时，应做好防晒措施，避免紫外线直接照射皮肤，紫外线可增加皮肤色素沉着，长时间暴露在外可能增加宝宝出现胎记的风险。日常护肤和清洁产品尽量挑选天然、温和、安全无刺激的产品，减少化妆品使用。

家校提醒

（1）正确认识胎记

多数胎记是皮肤发育过程中的正常现象，与遗传、孕期环境等多种因素有关，通常不会对患儿健康造成严重威胁，但部分胎记有恶变风险。

（2）定期观察胎记变化

定期观察胎记的进展情况，可定期拍照记录，以便更直观地对比变化。对于较大的胎记，如果短期内出现颜色加深、明显增大、形状大小不规则、表面破溃出血结痂、瘙痒疼痛症状等异常情况，应尽快就医。

(3) 及时咨询医生

发现胎记后，可先向新生儿科医生咨询，了解胎记的大致类型和发展趋势。若对胎记仍存在疑虑，建议带婴儿到专业皮肤科或整形外科就诊，医生会通过问诊、体格检查、皮肤镜、超声等辅助检查，明确胎记性质，给出专业建议。

(4) 做好日常护理

保持胎记部位清洁、干燥，避免摩擦、抓挠，防止皮肤破损引发感染。外出时，若胎记暴露在外，要做好防晒措施，如涂抹儿童专用防晒霜、戴帽子、穿长袖等，防止紫外线刺激导致细胞增生活跃。

(5) 选择合适治疗方式

对于可能自行消退的胎记，如部分蒙古斑、鲑鱼斑等，可在医生指导下先观察等待。对于影响美观、功能或有恶变风险的胎记，可在医生评估后，根据具体情况选择激光治疗、手术治疗、药物治疗等。

(6) 给予心理支持

随着孩子长大，若胎记影响外观，可能给孩子带来心理压力。家长要给予足够的关爱、理解和鼓励，帮助孩子正确认识胎记，树立自信，必要时可寻求心理医生的帮助。

婴幼儿脂溢性皮炎

小姨生了一个小表妹，小名叫“皮皮”，鹏鹏满心欢喜，一心想早点见到表妹。今天，皮皮终于满月了，妈妈带鹏鹏去看望小姨和表妹。

鹏鹏第一次见到刚满月的小婴儿，从头到脚看也看不够。小姨发现鹏鹏一直盯着皮皮的脑袋，“鹏鹏，你怎么老是看皮皮的脑袋啊？是不是好奇她在想什么？”

“小姨，你是不是没给妹妹洗澡呀？她的头怎么这么脏呢？看起来黄黄的、黏黏的。”

妈妈笑着摸了摸鹏鹏的头说：“这可不是没洗澡哦，而是‘婴儿乳痂’，慢慢会好的！”

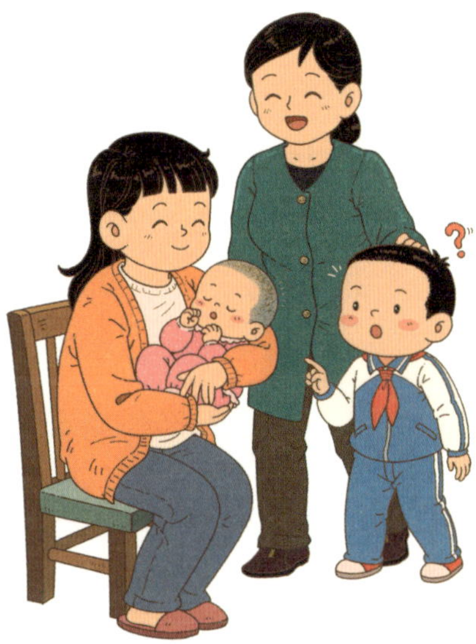

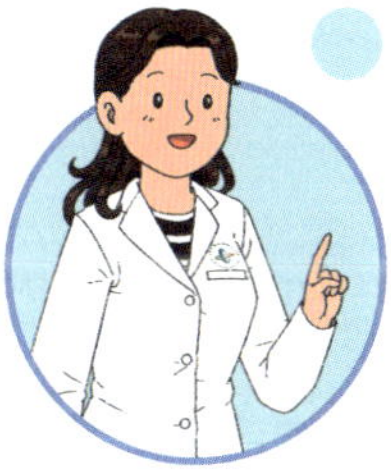

皮肤科医生说

大家常说的“乳痂”，其实是婴幼儿脂溢性皮炎，由婴幼儿皮脂腺分泌过量的油脂，与灰尘、脱落的皮肤混合形成。

婴儿脂溢性皮炎大部分在 1~2 岁会自行消退，但形成的厚痂如果不及时清除会越积越厚，既不卫生又影响美观。所以，每位家长都应该掌握科学护理、清除乳痂的方法。

1. “乳痂”专盯婴幼儿

婴幼儿脂溢性皮炎好发于 3 周龄至 12 月龄婴儿，发病率约 70%。10% 的婴儿在出生第 1 个月内会发生，3 月龄达到峰值，随后发病率稳定下降。

婴幼儿出现脂溢性皮炎的原因主要有四方面。

（1）皮脂腺功能旺盛：新生儿从母体获得的雄激素水平较高，刺激皮脂腺增大且功能活跃，皮脂分泌增多。而这些增多的皮脂为马拉色菌等微生物的生长提供了丰富的营养物质。

（2）马拉色菌大量繁殖：马拉色菌在脂溢性皮炎患者皮肤表面大量繁殖，并能分解皮脂中的甘油三酯，产生游离脂肪酸。这些游离脂肪酸具有刺激性，可引发皮肤炎症反应，导致皮肤出现红斑、鳞屑等症状。

（3）皮肤屏障功能薄弱：儿童，尤其是婴幼儿，皮肤屏障功能尚未完全建立，角质层较薄，对外界刺激防御能力较弱，易受干燥、摩擦、微生物感染等各种因素影响，从而诱发脂溢性皮炎。

（4）日常清洁不到位：父母常担心婴儿皮肤娇嫩，不敢给他们洗头，尤其是囟门处，生怕伤到宝宝，导致“乳痂”未能及时清除、集聚增多。

2. 脂溢性皮炎不止影响头皮

头皮是脂溢性皮炎最常累及的部位之一，初期表现为头皮上出现轻度红斑，表面覆盖有油腻的淡黄色或灰白色鳞屑，黏附于头皮，不易脱落。

随着病情进展，鳞屑会增多、增厚，融合成片，严重时，患儿整个头皮上都是油腻性痂皮，像个帽子，也称“摇篮帽”。

部分婴儿还可能在面部、颈部、腋窝、腹股沟等皮肤褶皱处发生脂溢性皮炎，表现为受累部位红斑、糜烂、鳞屑，易继发多种细菌、真菌感染，使症状更加复杂。

家校提醒

科学护理可有效控制、缓解症状

大多数患脂溢性皮炎的婴幼儿都不会痛、痒，也不影响吃饭、睡觉，加上疾病具有自限性，家长不必过度担心。通过科学有效的治疗护理，大多数患儿症状能得到有效控制和缓解。

第一步：软化痂屑，在乳痂处涂抹一层厚厚的润肤剂（如白凡士林、植物油、矿物油等），等待数小时，必要时保留过夜，帮助软化痂屑。

第二步：清除痂屑，使用婴儿专用的温和洗发水清洗婴儿头部，清洗时用指腹轻轻按摩头皮，注意不要用力搔抓，以免损伤皮肤。清洗过程中若发现痂屑泡松软了，可用软毛刷或细齿梳一点点、轻轻地去除。

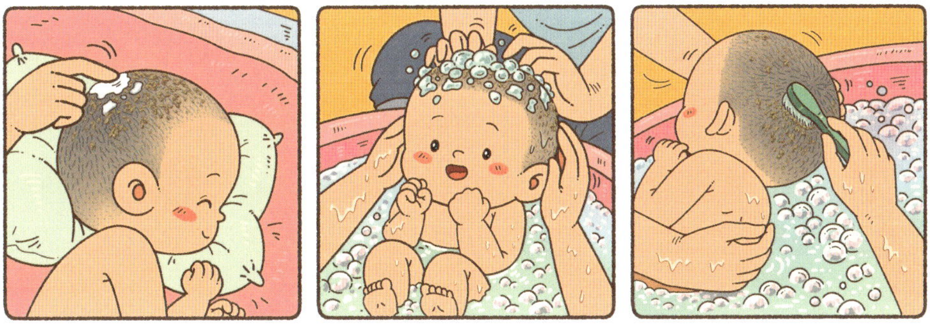

第三步：千万不要强行用手抠或撕拉，以免导致宝宝头皮破损，引发感染。家长要保持耐心和细心，可多次重复第一步、第二步，直到将痂皮全部去除。

第四步：对于炎症较明显的患儿，可在医生指导下，短期外用糖皮质激素类药膏，如地奈德、氢化可的松乳膏等；对于伴有马拉色菌感染的患儿，可外用抗真菌药物，如酮康唑洗剂、酮康唑乳膏等。

需要提醒的是，用药剂量和疗程必须严格遵医嘱，避免长期使用引起不良反应。

疥 疮

皮皮满月了，月嫂阿姨"功成身退"了，照顾她日常起居的责任全部交给了爸爸妈妈。

这几天，皮皮一到晚上就哭闹不停，爸爸妈妈都没办法睡好。给皮皮洗澡后，妈妈发现她全身都起了小疹子，手掌和脚掌更有一串串的"小泡泡"。妈妈开始以为这是痱子，就给她涂了点炉甘石，可没过几天，妈妈和姐姐身上开始瘙痒难忍，也出现了皮疹。

这是怎么回事？

妈妈想起来，月嫂阿姨干活倒是挺勤快，就是经常这儿挠挠、那儿抓抓，问她就说自己"湿气重、皮肤不好"。

"会不会是被传染了什么皮肤病？"妈妈赶紧带着皮皮和姐姐一起去医院就诊。经过检查，一家人都感染了疥疮。

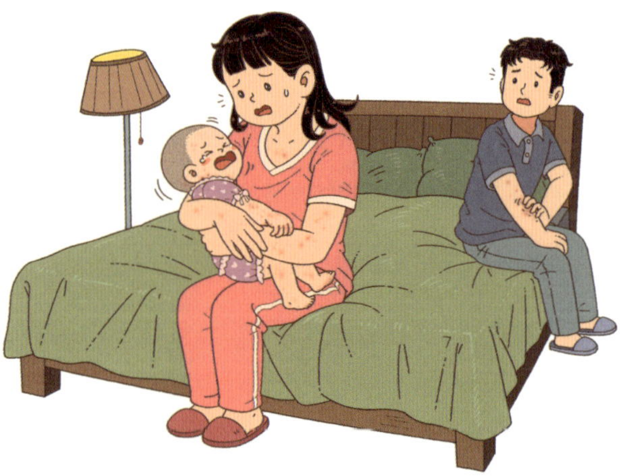

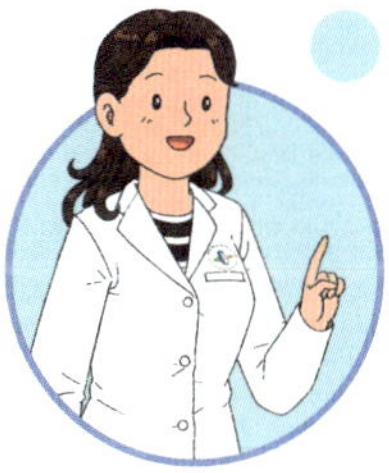

皮肤科医生说

疥疮是由疥螨寄生在人体皮肤所引起的传染性皮肤病，过去人们把它称为“闹疮”或“疳疮”。尽管随着生活水平大幅提升和环境卫生的改善，疥疮的发病率显著降低，但仍未完全绝迹，依旧在一定范围内传播，影响人们的健康。

疥疮带来的危害不容小觑，会在皮肤上出现皮疹，瘙痒剧烈，让人夜不能寐、痛苦不堪，严重影响日常生活。由于疥疮具有高度传染性，一旦有人感染，家庭成员或同屋居住者被传染的风险极高。

1. 肉眼几乎看不见的致病元凶

疥螨是一种极微小的节肢动物，肉眼几乎难以察觉，雌螨体型相对较大，雄螨较小。雌螨完成交配后，会在皮肤角质层内“挖掘出隧道”并产卵。经过 3~4 天孵化，这些卵会变成幼虫；幼虫经过 3 次蜕皮后，最终发育为成虫。

通常情况下，疥螨离开宿主后还能存活 24~36 小时，但在温度较低、湿度较高的环境中，其存活时间更长。

2. 可通过直接或间接接触传播

直接接触传播是疥疮最主要的传播方式。与疥疮患者握手、拥抱、同床共卧等密切接触行为，疥螨都可能从患者身上转移到健康人身上。因此，在家庭及学校、幼儿园、托班、养老院等人员密集的集体生活场所，疥疮常通过直接接触途径迅速传播。

疥疮也可以通过间接接触传播。当健康人接触了疥疮患者的衣物、被褥、枕头等贴身用品时，物品上存活的疥螨也有可能导致健康人被感染。然而，间接接触传播的概率相对直接接触传播要低一些。

3. 常在夜间引发剧烈瘙痒

疥疮偏好侵犯皮肤薄嫩且有皱褶的部位，如指缝、手腕屈侧、肘窝、腋窝、肚脐、女性乳房乳晕、男性生殖器等。一般来说，成人的头面部较少受累，但婴幼儿皮肤娇嫩，手掌、足底、手指通常会严重受累，而且头部也可能受影响，尤其是耳后褶皱部位。

疥疮的典型表现为，上述好发部位多发性红色小丘疹、水疱，多数已被患者抓破。有时，还能看到数毫米长的红棕色或灰白色细线，这便是疥螨在皮肤内挖掘的“隧道”。“疥疮结节”是男性生殖器部位特征性的疥疮表现。

疥疮患者夜间瘙痒剧烈是由于疥螨在夜间更为活跃，它们在皮肤内活动、挖掘隧道以及其排泄物会刺激皮肤神经末梢引发瘙痒。患者往往难以忍受、拼命搔抓，晨起后会发现身上有大片抓痕、血痂。长期搔抓还会导致皮肤出现增厚、色素沉着等继发性改变。

值得注意的是，婴幼儿疥疮症状往往更严重，皮疹分布范围更广泛，相较于成人，更易出现水疱、结节以及“隧道”等典型表现。加上婴幼儿年龄尚小，语言表达能力有限，无法准确清晰地表述自身的不适

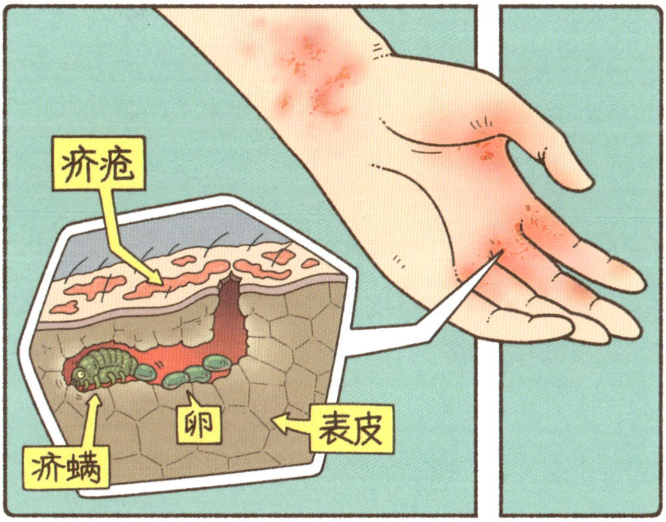

感受，使得婴幼儿疥疮的误诊率高达 51.43%。

由于疥疮具有高度传染性，如果家庭成员或同住者中有类似症状表现，一定要高度警惕。

4. 需要特别警惕的“挪威疥”

挪威疥，又被称为结痂性疥疮，是一种特殊且病情较为严重的疥疮类型。此种类型疥疮多发生于免疫功能低下人群，或者长期卧床、生活不能自理者。

普通疥疮患者平均携带 10~15 只疥螨，而挪威疥患者携带的疥螨数量可多达数百万只。因此，挪威疥引起的症状更为严重，常表现为皮肤大面积结痂，表面覆盖着厚厚的皮屑，指甲会增厚变形，毛发也可能脱落，甚至还会出现糜烂、脓疱以及散发恶臭等情况，常同时伴有全身症状。

诊断疥疮的标准方法是找到疥螨。通常在“隧道”和红色丘疹等典型皮疹处挑破皮肤或刮取皮屑，通过显微镜找到疥螨、虫卵或其排泄物可确诊。对于挪威疥患者，由于其体表疥疮数量庞大，通过显微镜很容易就能找到疥螨。

普通疥疮患者体表疥螨数量较少，显微镜检查不一定能找到。在诊断中，医生常根据患者的病史，包括发病时间、症状、接触史、家庭成员发病情况，以及典型皮肤损害和夜间剧烈瘙痒等特征，推测患者是否感染了疥疮。

5. 疥疮的治疗方法

(1) 外涂药物：治疗疥疮常用的外涂药物有 5%~10% 硫磺软膏、3% 水杨酸软膏、25% 苯甲酸苄酯乳剂等。其中，硫磺软膏是治疗疥疮的首选药物，其安全性较高，可用于孕妇和婴儿。然而，硫磺软膏也存在膏体较为油腻、带有颜色和特殊气味、可能引起刺激性皮炎和过敏等缺点。

硫磺软膏的正确使用方式：

✓ 涂抹范围：不能仅仅涂抹在皮疹或瘙痒的部位，而应从颈部开始，将药膏均匀地涂抹全身直到足底，确保身体的每一处皮肤都能覆盖到，包括手心/脚心、指甲周边、肛周、外生殖器、皮肤褶皱部位等。婴幼儿皮肤娇嫩，头面部也可出现疥疮侵犯，头面部也需要同时涂抹药膏。

✓ 药物浓度与疗程：成人应使用 10% 硫磺软膏，婴幼儿可使用 5% 硫磺软膏。每天涂抹 1 次，连续涂抹 3 天为一个疗程。用药期间不可洗澡或更换衣物，这样可以保持药物的浓度和作用时间，从而达到更好的治疗效果。用药的第 4 天，患者需要进行全身沐浴，将身上的药膏全部洗净。

✓ 观察与复诊：用药后的 1~2 周内，密切观察患者身体上有无新发的皮损。如果有，则需要重新按照上述流程再进行 1 次治疗。

特别提醒，家长在给孩子涂抹治疗疥疮的药物时，必须严格按照医嘱执行，以免发生药物不良反应。例如，涂抹药膏后，要防止孩子误食，因此涂药要避开孩子的口周、眼周部位，必要时可以给他们戴上手套、穿上袜子。同时，家长应避免徒手接触药膏后直接拿食物给孩子吃。治疗期间，患儿洗手、洗屁股后需要重新涂抹药物。

(2) 口服药物：对于疥疮引起的剧烈瘙痒，可口服抗组胺药物，如氯雷他定、西替利嗪等，以缓解瘙痒症状。对于病情严重或反复多次

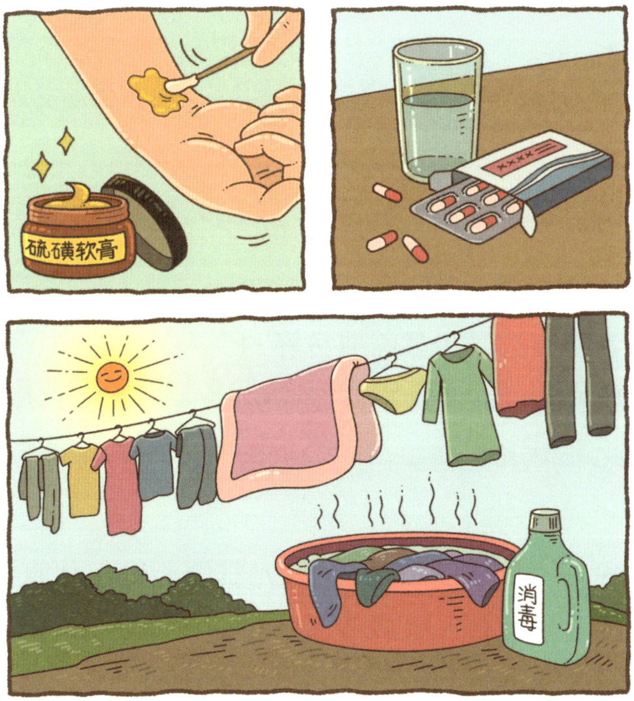

外用药物治疗效果不佳的患者，可在医生指导下口服药物治疗，如伊维菌素。

（3）共同治疗：由于疥疮具有很强的传染性，患者家人、同住者都要同时进行治疗。与疥疮患者有密切接触史的人，即使暂时没有出现症状，也需要进行预防性治疗。否则，很容易造成漏治，导致再次交叉感染，使疾病迁延不愈。

（4）消毒处理：在治疗疥疮的同时，还要对家具进行除虫处理。同时，对患者的衣物、被褥、毛巾等用品必须进行彻底消毒，可以采用煮沸消毒、暴晒、用消毒液浸泡等方法，以杀灭附着在这些物品上的疥螨，防止再次感染。对于那些不能进行煮沸或暴晒的物品，可用塑料袋将其密封包扎 14 天后再打开。

家校提醒

预防疥疮

（1）注意个人卫生

家长和老师应教导儿童养成良好的个人卫生习惯，做到勤洗澡、勤换衣、勤晒被褥。同时，教育儿童避免与他人共用衣物、毛巾、床上用品等，以减少间接接触感染疥疮的机会。

（2）避免接触患者

尽量避免与疥疮患者密切接触，尤其要避免皮肤直接接触。如果家庭成员或学生中有人患疥疮，应及时进行隔离治疗，防止传染给他人。

(3) 做好集体场所防控

在学校、幼儿园、托班、养老院等集体生活场所，应加强卫生管理工作，定期对环境进行清洁和消毒。一旦发现疥疮患者，应立即采取隔离措施，并对其居住的环境和使用的物品进行彻底消毒，以有效防控疥疮在集体场所内的传播。

水 痘

鹏鹏突然发热了，在家休息了一天。第二天一早，鹏鹏起床后觉得好多了，背起小书包说："妈妈，我今天可以上幼儿园了，我想和小朋友一起玩。"

妈妈看着鹏鹏的小圆脸，不禁心头一惊，上面冒出好多小红疹。仔细一看，不仅脸上，身体上的红疹更多，有的上面还挂着透亮的小水疱。妈妈赶紧带他去医院，医生诊断鹏鹏得了水痘。

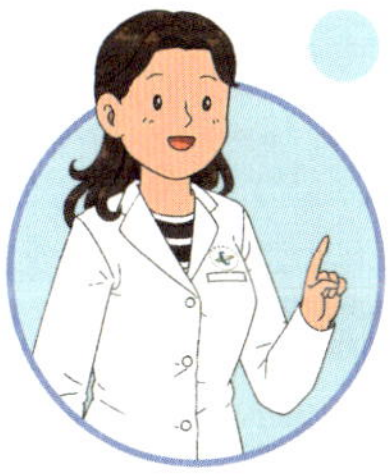

皮肤科医生说

水痘，是由水痘-带状疱疹病毒引发的急性呼吸道传染病，在儿童中较为常见，是成长过程中可能遭遇的“小困扰”之一。水痘是儿童常见病，有着极高的传染性，可能引发群体感染。

实际上，水痘是可防可治的，只要做好预防和护理，就能有效降低感染风险，减轻患者不适，降低群体感染风险。

1. 传染性强，易感人群发病率高达 90%

水痘传染性极强，俗称“见面传”，易感人群接触水痘患者后，发病率高达 90%，因此，在幼儿园、中小学校等人员密集场所，极易出现水痘暴发流行。

水痘的传播途径主要有 3 种。

(1) 飞沫传播：是水痘最主要的传播途径，感染者在咳嗽、打喷嚏或说话时，会将携带病毒的飞沫释放到空气中，周围人群一旦吸入这些飞沫，极有可能被感染。

(2) 接触传播：儿童接触被水痘病毒污染的衣物、玩具、食物等，再用手触摸自己的眼睛、口鼻或破损皮肤，病毒就会乘虚而入，导致感染。

(3) 母婴垂直传播：孕妇在妊娠 8~20 周期间感染水痘，有 25% 的概率会将病毒垂直传播给胎儿，引发先天性水痘综合征，主要表现为胎儿低出生体重和畸形。若孕妇在分娩前 5 天至分娩后 2 天内感染水痘,新生儿也可能发生严重的水痘感染。

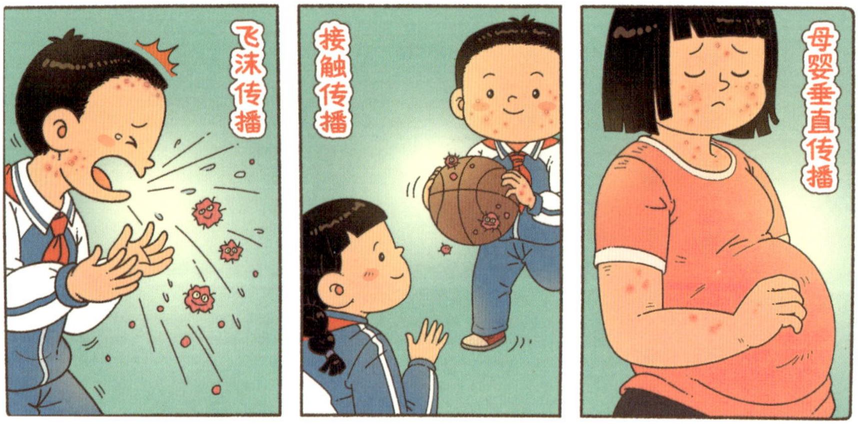

2. 这些特点帮你一眼辨“痘”

水痘感染过程分为 3 个阶段。一是潜伏期:虽然感染了水痘病毒,但通常 10~21 天后才发病;二是前驱期:出疹前,会有发热、咽痛、食欲不振、没精神、乏力等,类似普通感冒的前驱症状;三是发疹期:前驱症状出现后,通常 24 小时内发疹。

水痘皮疹与其他皮疹相比,有 3 个不同特点,仔细观察就能分辨出来。

(1) 向心性:首先发生于躯干和头部,随后蔓延至面部及四肢。躯干的皮疹数量较多,四肢相对较少,手掌和足底几乎不出现皮疹,皮疹好像都在向身体中心靠拢一样。

(2) 皮疹经历 5 个过程:红色斑疹(平)→丘疹(突起)→水疱(透亮)→结痂→愈合。

（3）“四代同堂”：水痘皮疹陆续成批出现，因此在患者身上可同时看到平的斑疹、突起的丘疹、透亮的水疱和结痂 4 种不同阶段的皮疹，被形象地比喻为“四代同堂”。

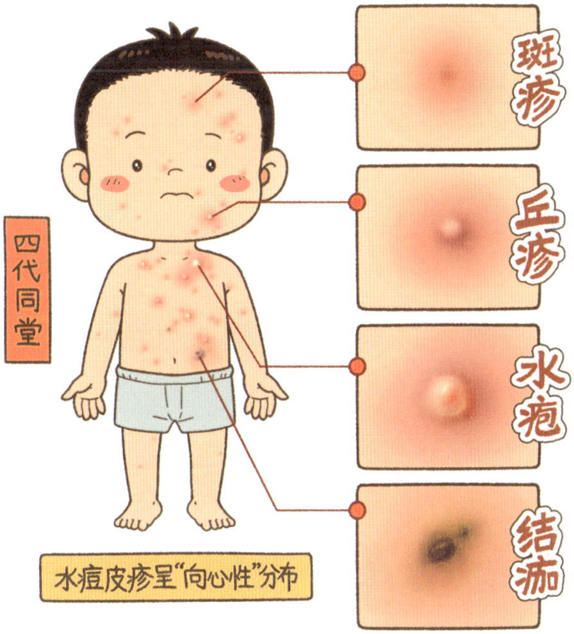

3. 水痘治疗不仅要对症，还要预防继发性细菌感染

水痘治疗以止痒、退热、抗病毒等处理为主，还要有效防止继发性细菌感染，及时处理并发症。

（1）止痒：可外用炉甘石洗剂，一日多次涂抹于丘疹和水疱部位。如果瘙痒严重，可在医生指导下口服抗组胺药物，如氯雷他定、西替利嗪等，缓解瘙痒症状。

（2）退热：若患儿体温超过 38.5℃，或伴有明显发热不适，可给予退热药物，如对乙酰氨基酚或布洛芬。使用退热药物时，要严格按照说明书或医嘱掌握剂量,避免因用药不当导致不良反应。

(3)抗病毒治疗:对于重症水痘患儿或可能出现严重并发症的患儿,需要口服抗病毒药物,如阿昔洛韦,发病 48 小时内使用能有效缩短病程,减轻症状,降低并发症的发生风险。但需要注意的是,抗病毒药物必须在医生指导下使用,严格按照医嘱的剂量和疗程服用。

如发生皮肤感染,应根据感染的严重程度,外用或口服抗生素进行抗感染治疗;对于水痘肺炎、脑炎、心肌炎等严重并发症,通常需要住院治疗,应及时就医。

4. 水痘可能引发严重并发症,家长一定要注意

虽然大多数儿童感染水痘后症状较轻,能顺利康复,但少数情况下也可能出现严重并发症,家长要特别关注。

(1)皮肤感染:是水痘最常见的并发症。水痘常伴有瘙痒,孩子难以克制抓挠的冲动。一旦抓破水疱,细菌容易乘虚而入,引发局部皮肤感染,表现为红肿、化脓、疼痛,甚至会留下永久性瘢痕,影响皮肤外观。

(2)肺炎:病毒可能侵犯肺部,引起水痘肺炎。患者除有发热、咳嗽、咳痰等症状外,还可能有呼吸急促、胸痛等较严重的表现。对于本身有肺部基础疾病或免疫力低下的儿童,水痘肺炎的发生风险更高,且病情往往更凶险,需及时送医治疗,否则可能危及生命。

(3)脑炎:相对少见,但后果较为严重。病毒可通过血液循环进入大脑,引发脑炎。患儿可能出现头痛、呕吐、嗜睡、抽搐等神经系统症状,严重影响脑部功能,甚至可能留下智力障碍、癫痫等后遗症,对孩子成长造成极大的不良影响。

（4）心肌炎：水痘病毒还可波及心脏，引发心肌炎。患儿可能感到心慌、胸闷、乏力，活动后症状加重。严重者可影响心脏功能，导致心力衰竭等严重后果。

5. 水痘护理有妙招

（1）居家隔离：患者是水痘唯一的传染源，从发病前 1~2 天到皮疹结痂期间均有传染性。隔离患者是切断传播链条的重要步骤，可有效减少水痘感染扩散。

一旦发现孩子感染水痘，应尽量居家休息，避免前往公共场所，保证充足睡眠，一般居家隔离 2 周，直到全部皮疹结痂为止。

（2）皮肤护理：保持皮肤清洁，每日用温水轻轻擦洗，避免使用刺激性的肥皂或沐浴液；穿着宽松、柔软的衣物，尽可能减少摩擦皮肤；勤修剪指甲，千万不要用手抓挠，以免留疤。

（3）清淡饮食：生病期间，饮食要清淡、易消化，每日补充维生素，多吃新鲜蔬果，如苹果、橙子、菠菜等；多喝水，促进新陈代谢，帮助身体排出毒素。

（4）观察病情：家长要密切观察孩子病情变化，如出现高热不退、头痛、呕吐、咳嗽、呼吸困难等症状，应及时前往医院就诊。

6. 水痘疫苗保护效果显著

水痘疫苗可有效减少水痘发生，在接种两剂疫苗后水痘发生率降至 2% 以下，并且即使发病，症状通常比较轻，如发热程度较低、皮疹数量较少、并发症风险也相对较低等。

得过水痘的儿童通常不会再得水痘，因为人体感染后会获得持久免疫力。但是水痘-带状疱疹病毒会潜伏在神经节内，当机体免疫力下降后，病毒可能会被激活，引发带状疱疹，俗称“蛇缠腰”“生蛇”。

家校提醒

这些方法预防水痘超有效

（1）接种疫苗

接种水痘疫苗是预防水痘最有效的方法。根据《水痘疫苗预防接种专家共识》，免疫程序和应急接种为：①推荐无水痘疫苗免疫史的1~12岁健康儿童按照程序接种2剂水痘疫苗，第1剂接种时间为12~18月龄，第2剂接种时间为3~4岁。未完成接种目标儿童，尽快补齐2剂，接种间隔不少于3个月。②建议无水痘疫苗免疫史的13岁及以上健康人群接种2剂水痘疫苗，最短间隔4周。接种疫苗后，儿童体内会产生抗体，大大降低感染水痘的风险。

（2）注意卫生

教导孩子养成良好的卫生习惯，勤洗手，尤其在饭前便后、外出回家后、接触公共物品后。保持室内空气流通，经常开窗通风，让新鲜空气进入房间。定期对孩子的玩具、餐具等进行消毒，减少病毒滋生的机会。

（3）避免接触

在水痘高发季节，少带孩子去人多拥挤、空气不流通的场所。如果周围有小朋友得了水痘，要让孩子避免和患者接触，降低感染的可能性。

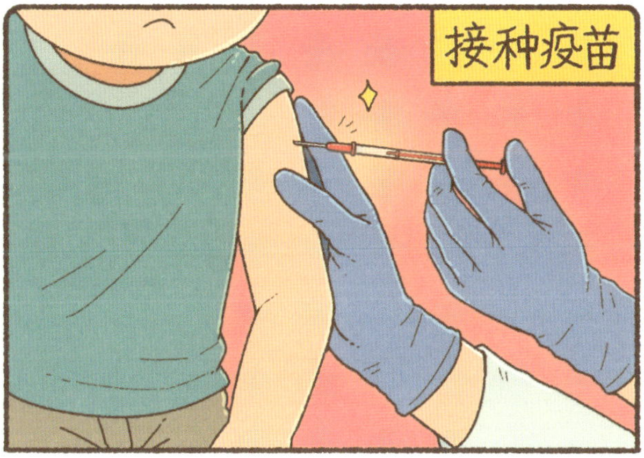
接种疫苗

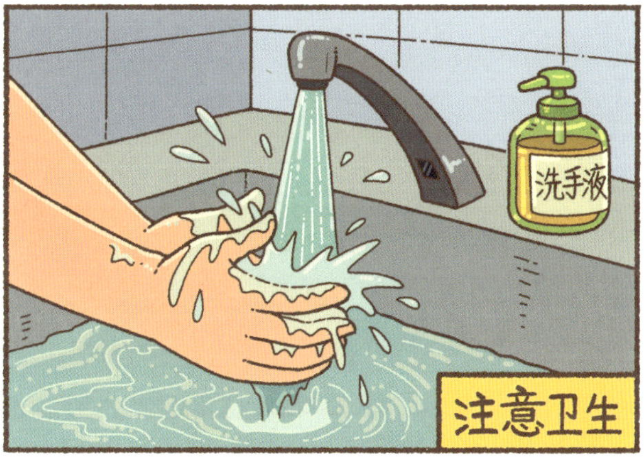
洗手液
注意卫生

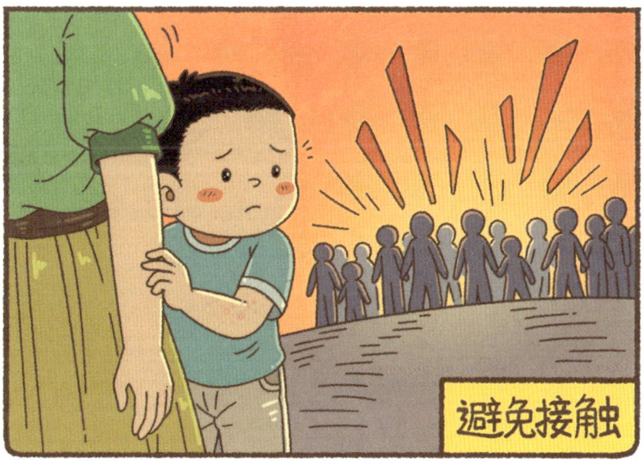
避免接触

荨麻疹

鹏鹏邀请皮皮到家里做客。晚餐时，他看到一桌子好吃的，小姨却只挑了几根青菜给皮皮吃，“这怎么行？小白兔才只吃萝卜青菜。”

他悄悄地剥了几只大虾，喂给皮皮吃。

晚餐后，鹏鹏和皮皮在客厅玩游戏。突然，皮皮拼命扭动着身子，脸上冒出了几个红疹子，而且越来越多，她难受得大哭起来。皮皮妈妈一看大叫起来，“哎呀，怎么又长荨麻疹了？刚刚是吃了什么不该吃的吗？”

吓了一跳的鹏鹏，小声地说：“我刚给她喂了几只虾。”

“原来如此，皮皮对虾过敏。”皮皮妈妈这才恍然大悟。

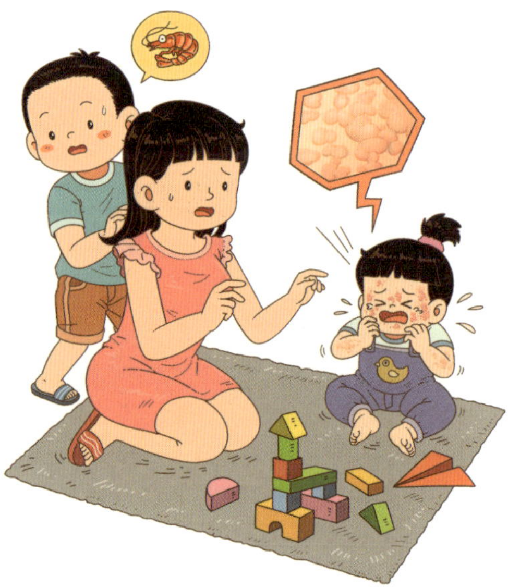

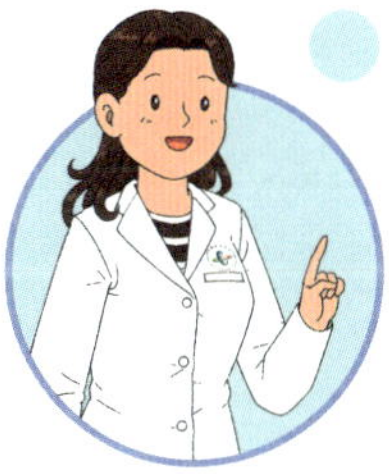

皮肤科医生说

日常生活中，不少人都有过这样的经历，皮肤突然痒起来，搔抓后出现一道道奇怪的凸起“红印”。紧接着，这些“红印”迅速变成大小不一、形状各异的团块。这些团块往往在几个小时内消失不见，又会在其他部位反复出现。这很可能是荨麻疹。

荨麻疹，俗称“风疹块”，其影响远不止于皮肤层面。严重的极有可能引发呼吸道与胃肠道急症，甚至危及生命。所以，务必提高警惕，绝不能掉以轻心。

若患者首次出现荨麻疹，可能是对某种物质产生了新的过敏，可能是蛋、坚果、牛奶、鱼、贝类、虾、蟹、牛肉、番茄、芒果、桃子等食物；青霉素、磺胺、阿司匹林、对乙酰氨基酚、苯巴比妥、卡马西平、破伤风抗毒素、狂犬疫苗等药物或制剂；病毒、细菌、寄生虫等病原体。也可能是由于冷、热、日晒、摩擦等物理因素，或者紧张、焦虑等精神因素造成。昆虫叮咬、自身免疫性疾病、内分泌疾病等也可能引发荨麻疹。

1. 风团是荨麻疹最显著的症状

（1）风团：本质是真皮浅层发生水肿，致使皮肤突然隆起红色或苍白色的肿块，形状不规则、大小不一，可孤立存在，也可融合成片，如地图状。

单个风团通常在数分钟至数小时内出现并扩大，又会在数小时内自行消退，最长不超过 24 小时。新的风团会在身体其他部位不断出现，此起彼伏，病程可持续数天，甚至数月、数年，而且反复无常，给患者带来极大的心理压力。

（2）瘙痒：程度因人而异，轻者仅偶尔轻微刺痒，重者会被瘙痒折磨得坐立难安，严重影响日常生活。很多患者会忍不住搔抓，这样不仅无法缓解，反而可能导致风团增多、扩大，形成恶性循环。

（3）血管性水肿：是由深层的真皮和皮下组织水肿导致，最常发生于唇部、眼睑和生殖器，也可出现在舌部和喉咙，后者可能引起声音嘶哑、吞咽困难和呼吸困难，危及生命。

除上述典型症状外，患者还可能出现一系列全身症状，如身体乏力、发热、腹痛以及腹泻等。

特别值得注意的是，一旦出现以下任一症状必须立即前往医院就诊：呼吸困难、声音嘶哑或喘息（即呼吸时可听到口哨声）、严重肿胀，尤其是口腔或咽部肿胀、喉部发紧、感到头晕或几乎要晕过去、腹部剧烈疼痛。

2. 急慢性荨麻疹处理方法各不同

根据病程长短，荨麻疹可分为病程短于 6 周的急性荨麻疹和超过 6 周的慢性荨麻疹。特殊类型荨麻疹有 9 种，分别是人工荨麻疹（皮肤划痕症)、寒冷性荨麻疹、压力性荨麻疹、日光性荨麻疹、热接触性荨麻疹、振动性血管性水肿、胆碱能性荨麻疹、水源性荨麻疹、接触性荨麻疹。其中人工荨麻疹、胆碱能性荨麻疹、寒冷性荨麻疹和日光性荨麻疹是儿童常见的特殊类型。

对于急性荨麻疹,因其发病时间短,病因相对容易查明,一旦去除病因,病情通常会逐渐好转并痊愈。在儿童群体中,荨麻疹多为单次发作的急性荨麻疹,其中最常见的诱发因素是感染,包括呼吸道、胃肠道和泌尿生殖道感染;此外,食物和药物过敏也较常见。若是由某种明确的过敏原引发的荨麻疹,只要及时去除过敏原,并进行抗过敏治疗,病情会逐步改善。如果是微生物感染所诱发的荨麻疹,单纯依靠抗过敏治疗,效果往往不理想,需要同时进行抗感染治疗。

慢性荨麻疹病程长,病因复杂、难以明确,导致病情反复发作、迁延不愈,这种情况需要长期用药控制病情。儿童慢性荨麻疹较为少见,细菌持续感染(如链球菌、幽门螺杆菌)是儿童慢性荨麻疹最常见的诱因。

3. 记录生活日记可帮助查找过敏原

荨麻疹患者可借助专业的过敏原检测确定具体的过敏原,常见的有皮肤点刺试验、过敏原特异性 IgE 检测、激发试验及斑贴试验等。

然而,过敏原种类极为繁杂,仅靠这些检测方法并不能完全明确所有过敏原。还可以借助一种虽然传统但非常实用的方法——记录生活日记。日记要详细记录日常饮食、所处环境、接触过的物品等,密切留意身体反应细节,如风团出现的时间、持续时长、发生部位、风团数目,以及是否伴有胸闷、呼吸困难等不适症状。坚持记录一段时间后，通过分析发病规律，能够缩小过敏原的排查范围，为疾病防治提供有力依据。

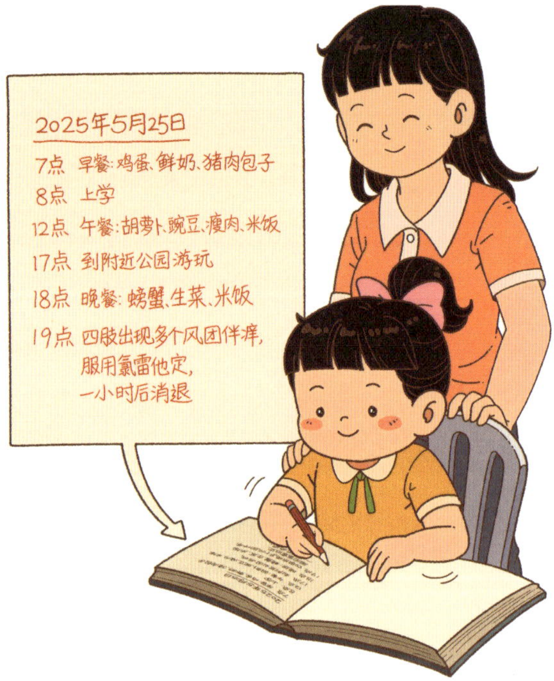
2025年5月25日
7点 早餐:鸡蛋、鲜奶、猪肉包子
8点 上学
12点 午餐:胡萝卜、豌豆、瘦肉、米饭
17点 到附近公园游玩
18点 晚餐:螃蟹、生菜、米饭
19点 四肢出现多个风团伴痒,
服用氯雷他定,
一小时后消退

慢性荨麻疹由于病因复杂，治疗过程往往需要连续服药数月甚至数年。很多人关心治疗期间是否需要忌口的问题，应当谨记“科学合理忌口，而非盲目禁食”。

可以借助饮食日记，排查潜在的过敏食物。婴儿添加辅食阶段，如连续食用几天虾、鱼后，并未出现过敏症状，一般可以排除对这两种食物过敏，并在日记中记录“可正常食用”；若添加花生后，出现了荨麻疹，应明确记录“花生过敏”。一旦确定了过敏原，必须严格避免食用该食物及所有含该种食物成分的食品，如花生过敏，不仅不能直接食用花生，还须避开花生酱等含有花生成分的食品，购买食品前务必仔细查看配料表。

避免食用过敏食物的同时，要挑选营养成分相近的替代食物，以确保身体能够获取充足且均衡的营养。如对牛奶过敏者，可选择羊奶、豆浆、杏仁奶等富含蛋白质和钙的饮品作为替代品；对小麦过敏者，可用大米、玉米、燕麦等谷物替代，并合理搭配肉类、蔬菜、水果等食物，从而保证碳水化合物、蛋白质、维生素及矿物质等充足摄入。

对于过敏体质较为严重的人群，或者婴儿刚开始添加辅食时，在尝试新食物时要格外谨慎。应从极少量开始喂食，然后持续观察 2~3 天。若初次尝试未出现任何不良反应，可逐渐增加新食物摄入量，但过程中仍须密切关注身体反应。

4. 更推荐第二代抗组胺药

抗组胺药是治疗荨麻疹的一线药物，可以快速缓解瘙痒症状。第一代抗组胺药，如氯苯那敏、扑尔敏、赛庚啶、苯海拉明等，在治疗荨麻疹时易产生中枢镇静（困倦、嗜睡）、抗胆碱能作用（口干）等不良反应。因此，目前更推荐使用标准剂量的第二代抗组胺药，常见的有西替利嗪、左西替利嗪、氯雷他定、地氯雷他定、依巴斯汀、奥洛他定等。

对于慢性荨麻疹的治疗，建议采用足量、足疗程的规律用药方式，而非根据症状按需用药。一般来说，疗程至少需要 3~6 个月。治疗的主要目标是有效控制风团的出现及瘙痒症状的发作。

当病情趋于稳定，一段时间内不再有新风团出现后，应继续以最小剂量维持治疗 1~2 周，随后再逐渐减少药物剂量，或延长用药间隔时间，直至最终停药。

通常不建议将糖皮质激素常规用于荨麻疹的治疗，仅在患者出现急性严重症状，如胸闷、呼吸困难、休克等情况时，才可使用以缓解症状。

对于难治性慢性荨麻疹，还可采用免疫抑制剂、生物制剂等药物进行治疗。

此外，中医认为荨麻疹与风、湿、热等因素有关，医生会根据患者的具体情况进行辨证论治。

家校提醒

荨麻疹是一种常见皮肤疾病，家庭和学校应共同做好以下六方面。

（1）保持生活环境卫生

定期打扫房间，减少灰尘、花粉等过敏原的积累；勤洗床上用品、衣物，并在阳光下晾晒，以去除可能附着的螨虫等过敏原；避免在家中饲养宠物，宠物毛发和皮屑可能诱发荨麻疹。

（2）做好饮食管理

家长要帮助孩子记录生活日记，仔细观察孩子食用不同食物后，荨麻疹症状是否会加重。一旦确定某种食物会引发症状，应立即避免食用。同时，要注重孩子饮食营养均衡，切不可盲目让孩子忌口，影响正常生长发育。

（3）做好日常护理

为孩子挑选宽松、柔软且透气的棉质衣物，避免穿着化纤材质或紧身衣物，防止衣物与皮肤产生摩擦，从而加重荨麻疹症状。时刻留意孩子的行为，避免孩子用手搔抓皮肤，定期为孩子修剪指甲，必要时给孩子戴上手套。洗澡时，注意控制水温，不宜过高，同时应避免使用刺激性强的肥皂或沐浴露。洗澡后，可给孩子涂抹温和的润肤霜，保持皮肤湿润。

(4) 做好心理关怀

关注孩子的情绪变化，由于荨麻疹可能会引起瘙痒等不适，导致孩子烦躁、焦虑，家长要多给予关心和安慰，告诉孩子荨麻疹是可以控制的，增强战胜疾病的信心。

(5) 做好家校沟通，共同管理好疾病

家长应及时将孩子的病情详细告知学校老师，内容包括孩子的过敏史、荨麻疹的具体症状表现、可能的诱发因素，以及在学校需要特别注意的事项等，以便老师在学校能够给予孩子更多的关注和照顾。也要与老师保持密切沟通与联系，及时了解孩子在学校的情况，例如是否有新的症状出现，是否接触了可疑的过敏原等。

特别值得提醒的是，老师在体育课或户外活动时，应避免让有荨麻疹病史的儿童进行过于剧烈的运动，防止出汗过多诱发荨麻疹；若学校有花粉较多的植物，花开季节尽量让儿童避免在这些植物附近长时间停留。

(6) 做好应急预案

学校应配备基本的抗过敏药物，如氯雷他定、西替利嗪等，以及必要的急救药物，以便儿童在学校突发荨麻疹症状时，能及时进行处理。学校老师要了解荨麻疹的应急处理方法。当儿童出现呼吸困难、腹痛、腹泻等严重症状时，老师应立即拨打急救电话，并在等待救援过程中，密切观察儿童的生命体征，必要时采取适当急救措施。

脓疱疮

皮皮 3 岁了，可以上幼儿园了，开启人生第一段学习生涯。今天放学，妈妈接她回家，突然发现她嘴巴和鼻子周围长了一些小脓疱，有的还破了，流出黄黄的水……妈妈马上打电话询问老师。

老师说，最近幼儿园也有其他小朋友出现了这样的症状，有可能是脓疱疮，需要家长尽快带孩子就医，并进行居家隔离。

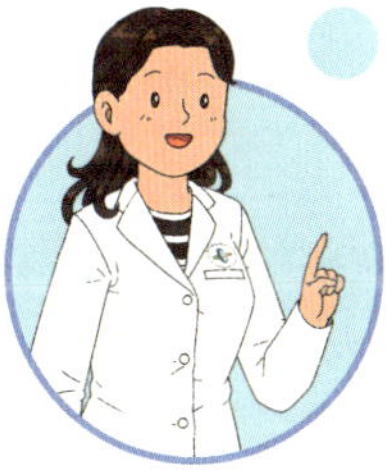

皮肤科医生说

脓疱疮是一种由金黄色葡萄球菌和/或乙型溶血性链球菌引起的急性化脓性、感染性皮肤病，也称黄水疮，多见于2~7岁儿童。患病初期，皮肤上只是出现一些小红斑或小丘疹，很快会发展为脓疱。这些脓疱疱壁很薄，特别容易破，破后就会流出黄色脓性分泌物，待分泌物干涸就会形成脓痂。

脓疱疮发展快、易复发、具有传染性，常在托班、幼儿园等集体场所发生流行。因此，一旦发现应尽早对患儿进行隔离及治疗，避免疫情蔓延。

1. 两种脓疱疮可危及生命

脓疱疮可分为5种类型。

（1）寻常型脓疱疮：是脓疱疮最常见的类型，多发生在暴露部位，如面部、四肢，尤其口鼻周围，病程约为1周。起病初期，患者会出现点状红斑或小丘疹，迅速变为薄壁水疱，疱内容物初期澄清，后变混浊，周围绕以明显红晕。疱易破溃，露出糜烂面，表面有黄色脓痂覆盖。

（2）大疱型脓疱疮：多见于年龄更小的幼儿，常出现在躯干部位。与寻常型脓疱疮相比，大疱型脓疱疮皮损类似，但数目较少，个头大，且由于疱内脓液沉积于疱底，呈半月形积脓现象。

（3）深脓疱疮：又称臁疮，好发于下肢和臀部，病程相对较长，患者常常会觉得疼痛。这是一种溃疡型脓疱疮，疱壁较厚，不易破，逐渐向皮肤深部发展，表皮结痂，去除痂皮后，形成“碟形”溃疡，愈合后常留有瘢痕。

(4) 新生儿脓疱疮：特指发生于新生儿的大疱性脓疱疮，多在出生后 4~10 天发病，起病急骤，传染性强，易在新生儿室、母婴室等场所流行。发病之初，患儿皮肤发生红斑，表面水疱迅速转变为脓疱。脓疱疱壁薄，易破溃，形成鲜红色糜烂面，表面附有黄色脓痂。病情发展迅速，可在短时间内泛发全身，患儿可伴有发热、精神萎靡、呕吐、腹泻等全身症状，严重者可并发败血症、肺炎、脑膜炎等，危及生命。

(5) 葡萄球菌性烫伤样皮肤综合征：婴幼儿和儿童多见，成人偶有发生。细菌可分泌表皮剥脱毒素，使表皮剥脱，被感染者全身出现大量松弛性大疱，破溃后又形成广泛皮肤糜烂，类似全身烫伤样表现。患者常伴有发热、烦躁、嗜睡等全身症状，病情严重者可因继发感染、水电解质紊乱等而危及生命。

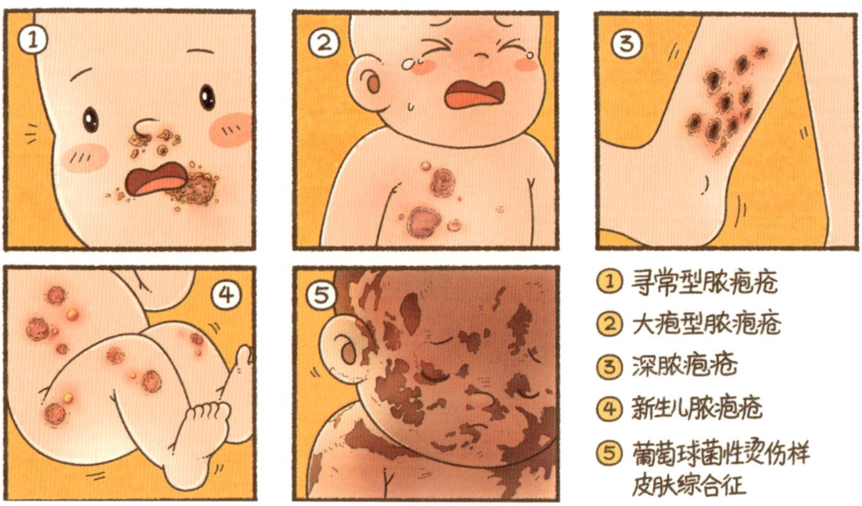

① 寻常型脓疱疮
② 大疱型脓疱疮
③ 深脓疱疮
④ 新生儿脓疱疮
⑤ 葡萄球菌性烫伤样皮肤综合征

2. 脓疱疮可“人传人”

脓疱疮可通过直接接触传播，健康人群如果接触到患者的皮损、脓液或被污染的物品（如毛巾、玩具等），都可能被感染。需要特别注意的是，孩子间互相玩耍、拥抱或共用毛巾等，都可能导致脓疱疮的传播。

此外，脓疱疮患者应注意避免细菌在自身蔓延扩散。因为脓疱疮多伴有瘙痒，患者搔抓脓疱后，再接触身体其他部位皮肤，可使病菌接种到健康部位，发生新的皮疹。

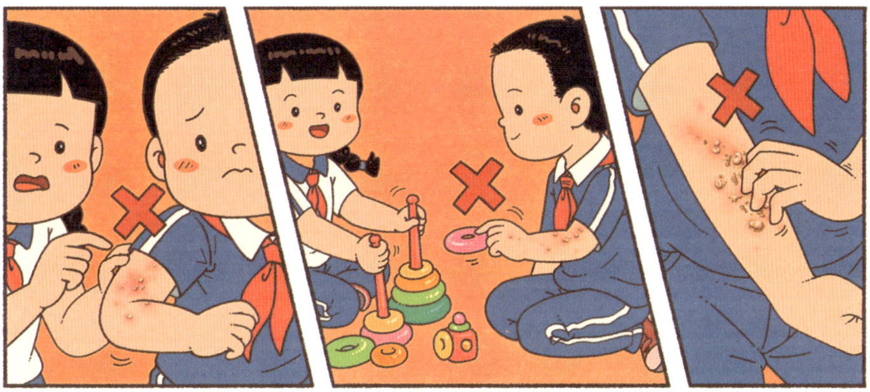

3. 脓疱疮患者可采取居家隔离治疗

一般可采取居家隔离治疗，家长应对居家环境和患儿常用物品进行彻底消毒。同时，要注意保持患儿皮肤清洁，避免其搔抓，防止感染扩散。

对于症状较轻的寻常型脓疱疮，以局部治疗为主。可外用莫匹罗星软膏、夫西地酸乳膏等抗生素药膏，推荐治疗时间为 5 天。使用药物前，家长应先用生理盐水或碘伏为患儿清洗局部皮肤，再涂抹药物。切忌用力擦破脓疱或撕拉痂皮。

对于皮损广泛、病情严重、伴有发热或淋巴结炎等全身症状的患者，需要进行系统治疗，如口服青霉素类、头孢菌素类、大环内酯类或四环素类等抗生素，推荐治疗时间为7天。具体用药应在专业医生指导下，根据患者病情和病原菌种类来确定。

家校提醒

脓疱疮预防

(1) 注意个人卫生

勤洗手、勤洗澡、勤换衣服，保持皮肤清洁干燥，家长特别要注意纠正儿童抠鼻孔这一不良行为。

(2) 避免接触感染源

尽量避免接触脓疱疮患者及被其污染的物品，在托班、幼儿园等集体场所，如发现脓疱疮患者，应及时隔离治疗，并对患者接触过的所有物品进行彻底消毒。

(3) 增强免疫力

✓ 合理饮食，多吃新鲜的蔬菜、水果、全谷类食物及富含优质蛋白质的食物，如瘦肉、鱼类、豆类、蛋类、奶类等。

✓ 规律作息，养成早睡早起的好习惯，每天保证充足的睡眠时间。

✓ 适度运动，鼓励儿童参与多样化的游戏和户外运动，如跑步、跳跃、踢球、游泳、跳舞、攀爬等。

(4) 注意环境卫生

加强家庭和学校环境卫生管理，每日打扫房间，清除灰尘、垃圾和杂物。定期消毒，尤其是公共设施，如门把手、电梯按钮、扶手等，增加消毒频率，注意室内通风换气，保持空气流通，降低室内细菌浓度。

接触性皮炎

今天是鹏鹏的生日。早上一睁开眼，他就发现床边有一个精美的礼盒，上面贴着一张小纸条："宝贝，生日快乐！"

鹏鹏迫不及待地拆开礼盒，"哇，是我一直想要的智能手表"，他兴奋地戴上手表，试着给妈妈打了个电话，声音清晰又响亮。接着，鹏鹏又下楼跑了几圈，看着手表上的步数一点点增加，心里别提多有成就感了。

过了几天，鹏鹏开始觉得手腕痒痒的，还起了一些小红疹。"妈妈，好痒啊！"

妈妈赶忙过来，仔细查看了鹏鹏的手腕，发现接触表盘和表带处的皮肤出现了一片红斑，红斑上还有一些小丘疹和小水疱。

随后妈妈带鹏鹏去了医院，医生诊断为接触性皮炎。

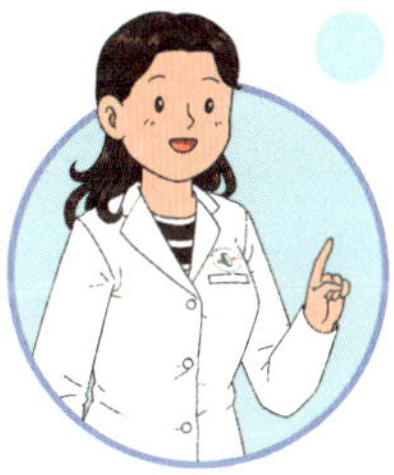

皮肤科医生说

接触性皮炎是由于接触某些外源性物质后，在皮肤黏膜直接接触部位发生的急性或慢性皮肤炎症反应，主要表现为皮肤红疹、水疱、瘙痒、水肿、脱屑，症状严重时还会出现疼痛等。

对于儿童，不断有新的致敏物进入他们的生活及学习环境，加上他们的皮肤屏障功能相对脆弱、更易受到外界刺激，容易诱发接触性皮炎。

1. 致敏物主要分为三大类

引起接触性皮炎的物质种类很多，根据其性质主要分为动物性、植物性、化学性三类。

（1）动物性致敏物包括动物毒素、昆虫的毒毛，如毛虫、斑蝥等。

（2）植物性致敏物包括有些植物的叶、茎、花果及其产物，如橡树、漆树、银杏、补骨脂、猫眼草、豕草、少数瓜果、花粉等。

（3）化学性致敏物主要包括金属及其制品，如镍、铬等；日常生活用品，如洗涤剂、肥皂、清洁养护用品、皮革、塑料、橡胶制品等；化妆品，如染发剂、香水、口红、油彩、止汗剂等；化工原料，如油漆、染料、甲醛、汽油等；外用药物，如汞剂、抗生素类药物、磺胺类药物、清凉油、某些中草药等；以及杀虫剂、除臭剂等。

2. 常见的幼儿接触性皮炎

（1）尿布皮炎：也叫尿布疹，通常在臀部、下腹部、生殖器和大腿根部这些被尿布裹住的部位，出现红疹或大面积红肿现象，与纸尿裤未及时更换，局部环境潮湿、尿布过紧或婴儿活动时皮肤与尿布之间的摩擦、尿液和粪便中细菌及有害物质的刺激、尿布材质等因素有关。

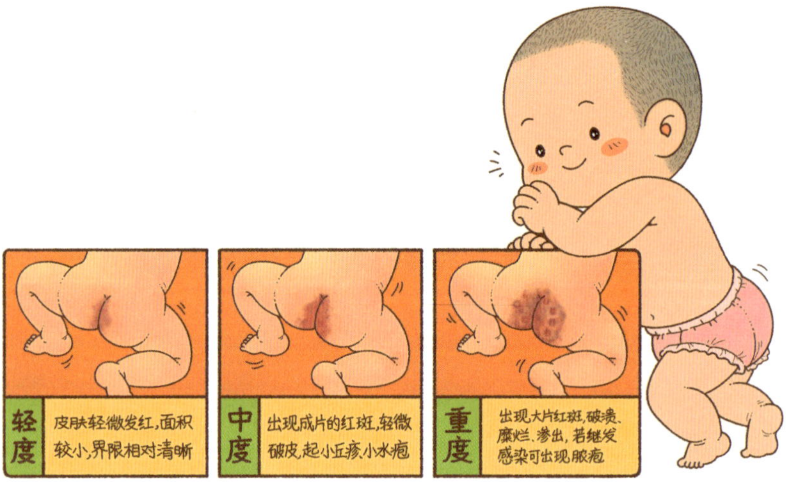

（2）舌舔皮炎：主要见于儿童，因反复用舌舔嘴唇及口周围的皮肤，从而在口周出现一圈红斑、脱皮及放射状小裂口。好发于秋冬干燥季节，因为干，他们常通过舔嘴唇作为补充水分的代偿措施，长此以往便进入“越舔越干，越干越舔”的恶性循环。

（3）水果引起的接触性皮炎：如芒果、菠萝等，其中芒果主要由芒果汁刺激所致。芒果树属于漆树科家族，是较常见的接触性皮炎致敏物之一。吃芒果时很容易将芒果汁沾到嘴、脸颊等部位，特别是儿童吃芒果时会采用“洗脸式”吃法。加上儿童皮肤娇嫩，相对成人更易受到刺激。菠萝中含有菠萝蛋白酶，有的人会对其产生过敏反应。症状通常表现为食入致敏的水果后口周、面颊部出现红斑、丘疹及脱皮，伴有瘙痒或轻度疼痛，甚至出现全身症状。

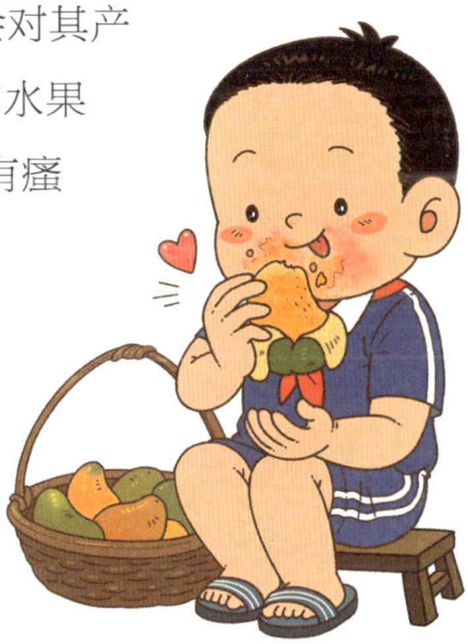

（4）佩戴儿童手表引起的接触性皮炎：可能是由于表盘或表带的某些材料（如金属）导致的皮肤过敏反应；以及长时间佩戴手表，由于手表贴紧皮肤，尤其是在运动或炎热环境下，更容易导致汗液积聚，破坏皮肤屏障，且汗液中的盐分会加速金属离子向皮肤中渗透，增加过敏风险；摩擦和压力也会加剧皮肤损伤，使过敏原更易渗透，引发炎症。此外，如果手表不经常清洁，汗液、灰尘、细菌或真菌可能在表带下滋生，导致皮肤感染或刺激，加重皮炎。

（5）其他幼儿接触性皮炎：包括弹钢琴长期接触琴键、玩橡皮泥或塑料玩具可引起儿童手部接触性皮炎。

3. 斑贴试验是寻找病因的有效方法

斑贴试验是用于检测皮肤过敏原的常见方法，通过将待测物放置于皮肤上一段时间，观察皮肤是否产生过敏反应。该方法主要用于寻找导致接触性皮炎的过敏原。因此对于可疑接触性皮炎的儿童，可行斑贴试验协助寻找过敏原，从而对患儿实施针对性治疗及预防。

斑贴试验具体流程如下。

（1）试剂贴敷：清洁皮肤，将添加过敏原的斑试器贴在儿童后背并予以标记，贴敷部位首选上背部脊柱两侧，皮肤完好区域。若背部面积不足或因其他原因（如皮肤有明显伤口、瘢痕或发炎），后背部不能选用时，也可贴于上臂或大腿外侧。

（2）首次判读（48 小时）：在斑贴 48 小时后移除斑试器，观察局部皮肤反应，确保标记清晰，并拍照记录。

（3）二次判读（72 小时）：斑贴 72 小时后再次拍照记录，返回医院，由专业医护人员检查局部皮肤，判断试验结果。

斑贴试验注意事项：斑贴试验应在专业医师指导下进行，并确保使用合适的试剂和正确的操作方法。在进行斑贴试验时，须停用免疫抑制药物、糖皮质激素等，以免影响试验结果的判断。试验期间注意不要搔抓贴敷部位，勿做剧烈运动，减少出汗，斑贴部位避免暴露于阳光下。

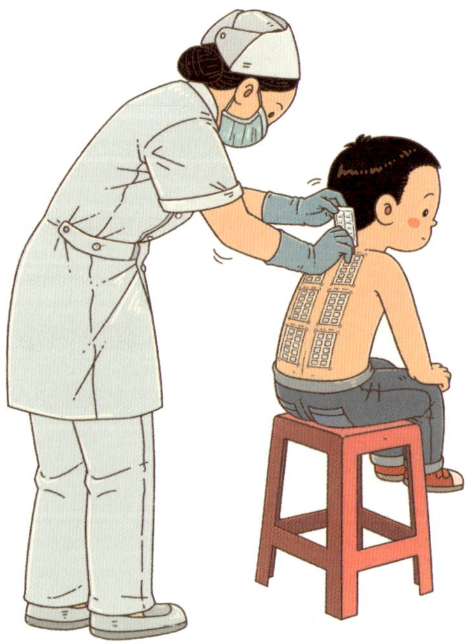

4. 避免再次接触刺激物

由于接触性皮炎的发病前提是“接触才发病，不接触不发病”，因此接触性皮炎是可以预防的。预防复发的关键在于不再接触致敏因子，即刺激物。

接触性皮炎的一般治疗，应明确病因，避免再次接触刺激物、致敏物，一旦接触应立即用大量清水冲洗干净，局部避免反复搔抓、热水洗烫等。

治疗接触性皮炎的外用药物使用分为急性期、亚急性期和慢性期三个阶段。根据疾病所处阶段，选择不同的外用药物。

（1）急性期：有明显渗液时可用3%硼酸溶液冷湿敷，有少量渗液可外用氧化锌油，无渗液时可选用炉甘石洗剂。

（2）亚急性期：有少量渗液时可外用糖皮质激素糊剂或氧化锌油，无渗液时可外用糖皮质激素霜剂。

（3）慢性期：由于长期反复接触刺激物，皮肤会变得粗糙、肥厚，有苔藓样变，颜色也可能加深，可外用糖皮质激素软膏。

总之，寻找病因、脱离和避免接触过敏原是儿童接触性皮炎治疗及预防的重点。此外，儿童接触性皮炎的治疗应在皮肤科医生指导下进行，因为儿童皮肤薄嫩，涂药面积、用药频率、用药时间都有严格要求。不建议家长去药店直接购药，避免用药不当导致皮肤损伤、病情恶化。

家校提醒

预防接触性皮炎注意 5 个原则

(1) 家长需留意儿童的饮食及所接触到的过敏原和刺激物，并尽量避免接触。日常生活中，保持室内空气清新，定期清洁家居环境，减少过敏原和刺激物的积累。

(2) 此类患儿通常属于过敏体质，日常应尽量选择柔软、透气、纯棉材质的衣物及床上用品，避免穿着紧身或粗糙的衣服，以免摩擦加重炎症。婴幼儿则应选择透气性好、相对宽松的纸尿裤。

(3) 家长应为儿童选择温和、无刺激的清洁、保湿产品，避免使用含有香精、酒精或其他有刺激性化学成分的沐浴露、洗发水等。沐浴时应温水清洁，避免过热/过冷的水刺激皮肤，清洁时动作应轻柔，避免用力揉搓或摩擦皮肤，且沐浴时间不宜过长。

(4) 尽量给婴幼儿选择一次性纸尿裤，并及时、定期更换，保持宝宝的臀部干爽，防止尿液和粪便的进一步刺激。每次更换纸尿裤时，如有必要需用温水轻柔清洗宝宝的臀部和外阴部，并用棉柔巾蘸干；若没有温水，可使用无香味的婴儿湿巾或专用清洁湿巾。每次换完纸尿裤让宝宝臀部适当裸露几分钟，让皮肤呼吸。待臀部自然晾干后，可涂抹含有氧化锌或凡士林的皮肤保湿剂，薄涂至充分吸收，再穿上干净的纸尿裤，不建议使用爽身粉。

(5) 密切关注患儿接触性皮炎的症状变化。该病有自愈倾向，脱离病因、治疗正确，1~2 周可痊愈。若皮疹范围扩大，出现红肿、水疱等，说明病情可能加重，新手爸妈应及时就医，不要在没有医生指导的情况下，自行给宝宝使用各种药膏或偏方，以免延误病情或引起其他不良反应。

第二章

小学生常见皮肤病

皮肤疣

蔓蔓和鹏鹏最爱玩水。这天，他们来到家附近的小溪，溪水哗啦啦地不停流，看着就透心凉。小溪里，一条条小鱼游得欢，一会儿浮在水面上吹泡泡，一会儿沉到水草底下捉迷藏……蔓蔓顾不上用小鱼网，直接用手去捞小鱼。

“呀！好疼！”

蔓蔓没想到，小鱼还有尖尖的刺，一下就把她的手指扎破了。因为怕被骂，她不敢把手指被刺伤的事情告诉爸爸妈妈。可过了两个月，被扎伤的那根食指长出了一个奇怪的小疙瘩。疙瘩小小的，摸起来粗粗的、硬硬的，不疼也不痒。蔓蔓用水拼命搓也搓不掉，用手抠也没抠掉。

妈妈也发现了这个小疙瘩，了解了事情经过后，并没有责怪蔓蔓，而是第一时间带她去就诊，并提醒她以后不能自己去水边玩耍。经过检查，医生诊断为皮肤疣。

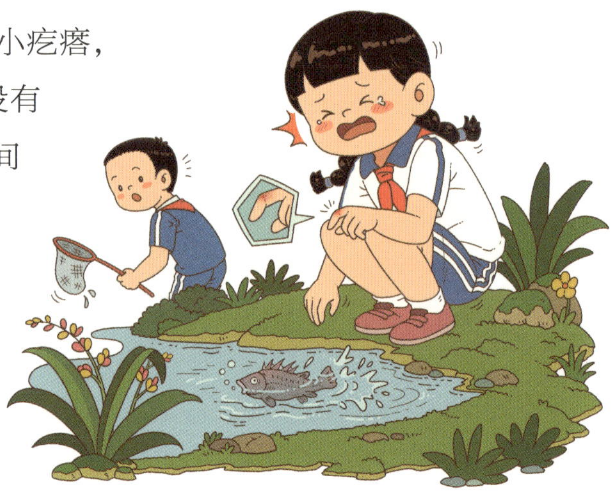

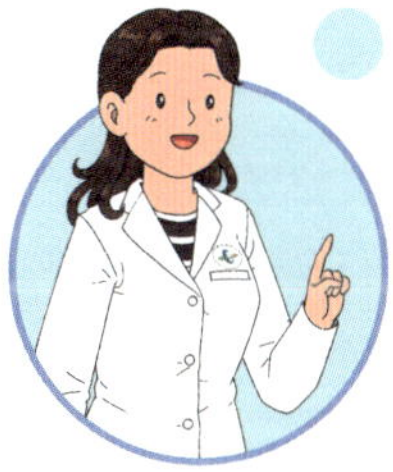

皮肤科医生说

皮肤疣是由人乳头瘤病毒(human papilloma virus,HPV)感染人体皮肤和黏膜所引发的一种良性皮肤病变。在门诊,常有患者前来咨询这种皮肤表面长出的“小疙瘩”,其中相当一部分是皮肤疣。

儿童及青少年容易成为皮肤疣“侵袭”的对象,因为他们免疫系统尚未发育完善,对病毒抵抗力相对较弱。

值得注意的是,皮肤疣具有传染性,随着孩子的搔抓,会越长越多,影响容貌和功能,如长在甲下和甲周的疣,会导致指甲畸形;长在足底的疣,会对行走和运动造成阻碍;长期反复摩擦、刺激,极少数疣可能发展为皮肤癌。

1. 皮肤疣的“真面目”

人乳头瘤病毒有 200 多种亚型,不同亚型的病毒感染会导致不同类型的皮肤疣,常见类型如下。

(1) 寻常疣:这是最常见的一种,常被称为“刺瘊”或“瘊子”,可发生在身体任何部位,手部尤为多见。通常表现为黄豆大小的肤色或灰褐色的疣状丘疹,表面粗糙、质感较硬。

(2) 扁平疣:好发于面颈部和手背,表现为针帽至米粒大小隆起的扁平丘疹,多为肤色或黄褐色,表面光滑,个头小,但数目多,常密集分布。搔抓后,疣体成串珠状或线状排列,也称为“同形反应”。

(3)跖疣:指发生在足底的疣,起初为细小发亮的丘疹,逐渐增大至黄豆大小或更大,因足底受压而形成淡黄或褐黄色角化性斑块或扁平丘疹,表面粗糙、界限清晰,边缘稍隆起。走路时,跖疣受到挤压、摩擦会引起疼痛,这也是儿童跛行的常见原因之一。

(4)尖锐湿疣:由 HPV 引起的性传播疾病,主要发生在生殖器、宫颈和肛周部位,形态多样,如菜花状、乳头状或鸡冠状,但儿童尖锐湿疣发病率远低于成人。

(5)丝状疣:因外观类似细丝而得名,表现为细长突起,顶端尖锐,底部狭窄,颜色多为肤色或棕灰色,好发于颈部、眼睑、鼻孔周围。

(6)甲周疣:是指发生在指甲周围的寻常疣,包括在甲缘和甲下部位。甲周疣可导致疼痛和指甲变形,如甲板变形、甲剥离等情况。

(7)疣状表皮发育不良:这是一种罕见的常染色体隐性遗传病。这类患者对 HPV 存在遗传易感性,使得机体免疫不能有效清除 HPV。患者常从婴幼儿期就开始长疣,疣体分布广泛,不易消退,对治疗抵抗,并且部分皮损可在数年或数十年后发生恶变。

2. 皮肤黏膜破损是 HPV 感染的重要前提

正常情况下,作为人体的天然屏障,皮肤和黏膜能抵御外界病原体的入侵。然而,一旦皮肤黏膜的完整性遭到破坏,哪怕是极微小、肉眼难以察觉的破损,都可能为 HPV 提供可乘之机。

当 HPV 侵入表皮最下面的基底层细胞后,便会形成有效感染。随着基底细胞不断分裂,病毒 DNA 也持续复制,使得原本有序进行的细胞分裂过程被打乱,角质形成细胞出现异常的过度增生,逐渐形成肉眼可见的疣状病变。

3. 人体免疫系统无法有效清除病毒

在 HPV 感染初期，免疫系统可能会识别到病毒的存在并启动免疫反应，试图清除病毒。然而，HPV 具有一定的免疫逃逸能力，能够逃避免疫系统的攻击。

免疫系统功能较弱的人群，如儿童、老年人、免疫缺陷疾病患者或长期使用免疫抑制剂者，自身的免疫系统不足以有效清除病毒，病毒疣更容易持续存在和发展。免疫力较强者，即使接触了病毒，也可凭借自身免疫系统将病毒清除，从而不出现皮肤疣症状。

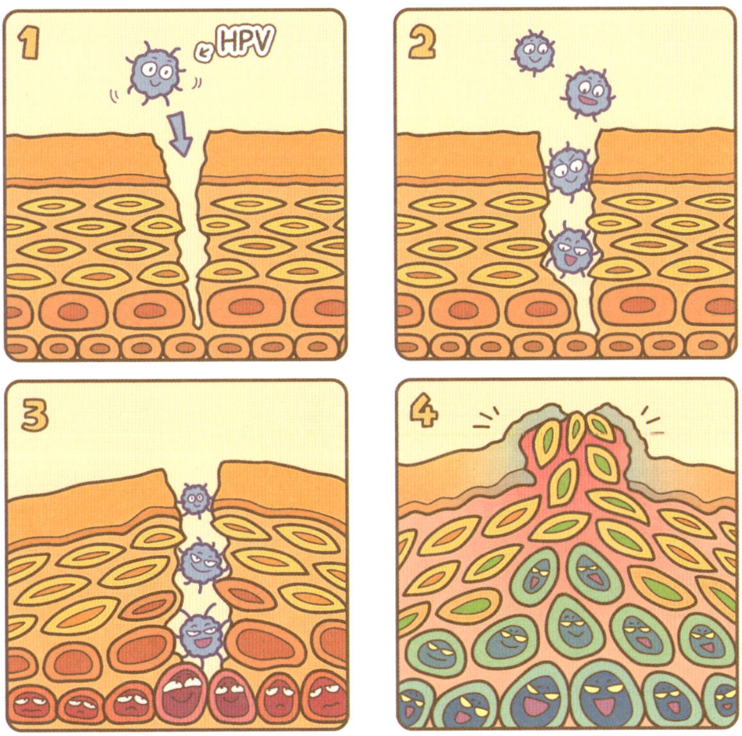

4. 皮肤疣传播的5种途径

（1）直接接触传播：与患者直接接触，如握手、接吻、性接触等，病毒可能通过皮肤的微小破损进入健康人皮肤，从而引发感染。

（2）间接接触传播：健康人如果皮肤有破损，接触到被 HPV 病毒污染的物品，如玩具、毛巾、拖鞋、运动器材等，也容易感染。如跖疣，一般人可能在公共浴室、游泳池等场所行走后感染，因为这些场所的地面易被 HPV 污染，而脚部皮肤又可能存在不易察觉的小伤口。

（3）自身接种传播：患者搔抓疣体，导致病毒接种到自身其他部位的皮肤，引起新的疣体出现。儿童还容易通过吮吸和啃咬手指等行为，将病毒传播到口腔区域，通过抠鼻子、揉眼睛等行为，把病毒带到鼻和眼周部位。

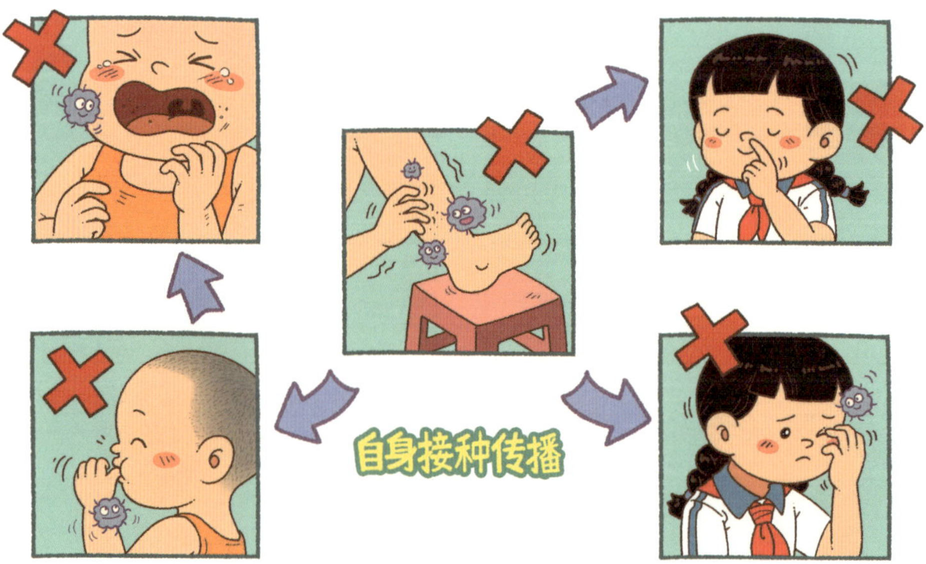

（4）母婴传播：患尖锐湿疣的孕妇，在分娩过程中容易感染胎儿。胎儿经过产道时，接触到含有 HPV 的产道分泌物，可能导致喉等部位出现喉乳头瘤病。出生时或 2 岁前发生疣的儿童，通过母婴垂直传播获得感染的可能性较大。

（5）医源性传播：采用烧灼性激光治疗 HPV 皮损时，HPV 颗粒可通过激光产生的烟雾，由患者传播至医务人员，造成医源性传播。

5. 调动局部或全身免疫反应来清除疣体

皮肤疣的治疗手段包括使用物理治疗、药物或手术等方法破坏可见的疣体，以及调动局部或全身免疫反应来清除疣体。

（1）物理治疗：通常适用于疣体数目较少、药物去疣效果不佳或期望短期内去除疣体的情况，大致可分为 4 种。

✓ 冷冻治疗：最常用的方法之一，通过低温液氮使疣体组织坏死脱落。

✓ 激光治疗：利用激光的高能量直接破坏疣体。

✓ 电灼治疗：通过电流产生的热量去除疣体。

✓ 光动力治疗：通过特定波长的光照射，使外用的光敏剂在疣体组织中被激活，产生单线态氧等活性氧物质，从而破坏疣体细胞，达到去除疣体的目的。

（2）药物治疗：通常用于不适合采用物理治疗的患者，如婴幼儿、疣体小而密集，或经过多次物理治疗后仍复发的患者，可以选择药物治疗。

需要注意的是，用于治疗皮肤疣的药物大多具有腐蚀性或细胞毒性，儿童、孕妇等特殊人群使用时应格外谨慎。因此，切勿自行购买药物进行治疗，务必在专业皮肤科医生的指导下，根据自身具体情况合理用药。

✓ 外用药物：包括使用腐蚀性药物，如水杨酸、三氯醋酸等，腐蚀疣体，促使其脱落。

✓ 细胞毒性药物：如鬼臼毒素、博来霉素等，能干扰细胞的正常代谢，抑制疣体生长。

✓ 局部免疫调节药物：如咪喹莫特等，可调节局部免疫反应，增强机体对病毒的抵抗力，从而达到治疗目的。

✓ 疣体内注射药物：常见的有 5-氟尿嘧啶、博来霉素等，将药物直接注射到疣体内，能更精准地作用于病变部位，提高治疗效果。

✓ 系统免疫调节治疗：使用胸腺肽、卡介菌多糖核酸注射液等药物，对于慢性复发性病毒疣，可起到调节机体抗病毒免疫的作用，有助于降低复发概率。

(3) 手术治疗：针对一些单发、较大、带蒂的疣体，当物理治疗和药物治疗效果不佳时，可考虑手术切除。但手术治疗可能留下瘢痕，应谨慎选择。

特别提醒家长的是，皮肤疣治疗后存在一定的复发概率，应合理调整预期。这是因为，一方面，治疗时可能没有完全清除疣体组织，残留的病毒继续繁殖导致复发；另一方面，即使疣体被完全清除，人体如果没有产生足够的免疫力，再次接触 HPV 时，仍有可能再次感染发病。尤其是自身免疫力低下的患者，如糖尿病、艾滋病等基础疾病患者，或长期使用免疫抑制剂人群，复发的可能性相对更高。所以，在皮肤疣治疗后，患者应注意保持良好的生活习惯，增强免疫力，定期复查，以便及时发现和处理复发情况。

6. 孩子的皮肤疣可以不治疗吗

皮肤疣有“千日疣”的叫法，即“千日”（约 3 年）后可能自行消退。儿童正处在生长发育的关键阶段，免疫系统不断发育完善，随着免疫力的提高，约 40% 的儿童皮肤疣可在 2~3 年内消退。

然而，并不是所有孩子的疣体都可以不治疗而自愈。如果出现疣体生长迅速、数量较多，或长在特殊部位（如面部影响美观、足底影响行走等），或持续存在多年没有自愈迹象，建议及时就医，在医生指导下进行适当治疗，以免对孩子的生长发育和心理造成不良影响。

家校提醒

预防皮肤疣

（1）注意个人和环境卫生

加强家庭和学校环境卫生管理，定时做好环境清洁和公共物品消毒。家长应教导儿童养成良好的卫生习惯，勤洗手，不与他人共用毛巾、拖鞋、澡盆等物品，避免间接接触感染 HPV。在公共场所，如游泳池、澡堂等，尽量自己携带物品，或使用一次性用品。

（2）避免皮肤破损，一旦皮肤出现破损，应及时进行清洁、消毒和包扎等处理

儿童活泼好动，容易发生皮肤擦伤、割伤等情况，而破损的皮肤是 HPV 感染的重要途径。因此，儿童进行户外活动或玩耍时要做好防护措施，如佩戴护膝、护肘等，防止摔伤、擦伤、割伤。

(3) 增强免疫力，保持健康的生活方式至关重要

均衡饮食，多吃富含蛋白质、维生素和矿物质（如锌、硒等）的食物。鼓励儿童进行适量运动，每天进行 30 分钟以上户外活动，如跑步、跳绳、踢球等，有助于增强体质和免疫力。同时，规律作息，确保儿童有充足的睡眠。

(4) 接种疫苗

虽然 HPV 疫苗主要用于预防宫颈癌等疾病，但对引起皮肤疣的部分 HPV 亚型也有预防作用。家长可根据儿童的年龄、性别和具体情况，在医生建议下选择合适的疫苗进行接种。接种疫苗后，仍要注意个人卫生并保持健康的生活方式，以提高预防效果。

皮肤癣

9 月底,“秋老虎”还在发威,气温持续升高。吃完晚饭,蔓蔓在小区楼下溜达,一只“大橘”也常在这个时间点出现,好像跟蔓蔓约好了似的。“大橘”是一只通体黄色,带有棕色纹路的猫咪,看起来像一只神气的小老虎。

蔓蔓会在兜里揣些吃的给“大橘”,一来二回,两个“好朋友”越来越熟悉。“大橘”也很喜欢蔓蔓,有时还会躺倒在蔓蔓的脚边,露出软软的肚皮,向蔓蔓撒娇卖萌,让蔓蔓给它挠痒痒。

这几天,蔓蔓老觉得身上痒痒的,不停地抓挠,她的脖子、肚子和后背皮肤还出现了一个个红圈圈。

妈妈赶忙带蔓蔓去皮肤科就诊。在了解到蔓蔓最近接触过流浪动物时,医生刮取了红斑表面的一些皮屑进行检查,发现了大量的真菌菌丝,确诊了皮肤癣。

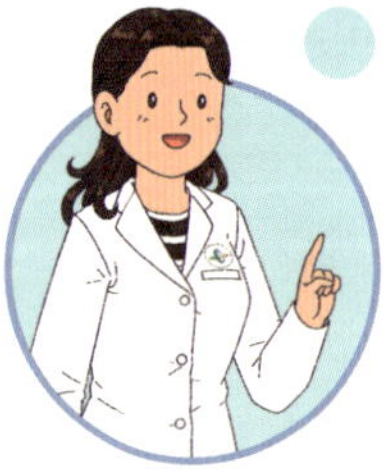

皮肤科医生说

皮肤癣是一种由皮肤癣菌（真菌）引起的浅表皮肤感染，常见于头皮、躯干、手足等部位，具有发病率高、传染性强、容易复发的特点，是儿童成长中可能遇到的皮肤病。

除了根据接触史及临床症状，皮肤科医生还会借助真菌镜检、wood 灯、皮肤镜等检查，协助皮肤癣的诊断或疗效判断。如果患病时间长、症状不典型，医生也可能会进行真菌培养或鉴定，以及皮肤病理检查。

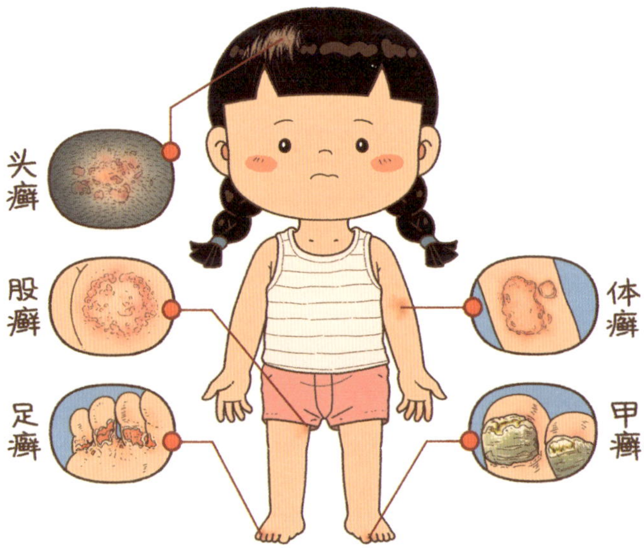

1. 按照不同部位分为四大类型

(1) 头癣：常见于儿童，分为黄癣、白癣、黑点癣及脓癣 4 类。近年来，随着养宠物人群不断增多，头癣发病率也逐渐升高。

✓ 黄癣：俗称“秃疮”“瘌痢头”，多由许兰毛癣菌引发，特点是病变区域有硫黄色痂皮，局部还散发出特殊的鼠尿味。由于真菌侵犯，头发常变得干枯无光泽、弯曲、易拔出。黄癣可破坏毛囊，严重者可形成瘢痕和永久性秃发。

✓ 白癣：常表现为头皮灰白色鳞屑，主要由犬小孢子菌、铁锈色小孢子菌等引起，头皮常出现“母子斑”，斑片状损害周围可出现小的卫星灶。患区头发在长出头皮 2~4mm 处折断，白癣不破坏毛囊，所以不会造成永久性脱发。

✓ 黑点癣：因感染部位的头发刚露出头皮就折断，且残根在毛囊口处呈现黑点状而得名。由紫色毛癣菌或断发毛癣菌感染引起，黑点癣可破坏毛囊，导致局部脱发，愈后可能遗留瘢痕和局灶性秃发。

✓ 脓癣：是皮肤对真菌感染发生严重过敏反应所致，呈毛囊炎样皮损，常群集分布，毛发松动容易拔出，可导致瘢痕形成，永久性秃发。

(2) 甲癣(灰指甲)：是甲板被真菌感染导致，多由手足癣直接传染，可分为 5 种类型。

✓ 远端侧位甲下型：最常见，其症状是指甲末端前缘及侧边增厚、灰黄浑浊，指甲表面凹凸不平、甲下堆积角化性鳞屑。

✓ 近端甲下型：甲半月（俗称“小月牙”）和指甲根的肥厚粗糙、凹凸不平，可出现白色、绿色等色素改变。

✓ 白色浅表型：指甲表面失去光泽，有点状或者不规则的白色混浊。

✓ 甲板内型：致病菌穿过甲角质层，形成乳白色斑，无甲下角化过度或甲分离。

✓ 全甲毁损型：整个指甲呈灰黄色、灰褐色、凸凹不平，是各型甲癣的最终结局。

（3）体癣、股癣：初起为红色丘疹、水疱，后逐渐扩大成红斑，边界清楚，表面有鳞屑，环形或者多环形，常伴有瘙痒。

（4）手癣、足癣：由皮肤癣菌感染手足部皮肤引起，是皮肤癣中最常见的类型，根据临床表现可分为 3 种类型。

✓ 水疱型：手掌、足底出现针尖至绿豆大小水疱，疱壁厚，不易破，疱液清亮，瘙痒明显。水疱群集或散在，干涸后脱屑。

✓ 浸渍糜烂型：好发于指/趾间，尤其是第 3~4 趾间和第 4~5 趾间。局部因浸渍而发白、剥去表皮后露出鲜红糜烂面，常伴有瘙痒或刺痛，若继发细菌感染可引发丹毒。

✓ 角化过度型：手足皮肤弥漫性角化增厚，粗糙、脱屑，冬季甚至出现皲裂、出血，通常不痒，好发于掌跖部及足跟。

2. 可直接感染，也可间接传染

温暖潮湿的环境有利于皮肤癣菌的生长，因此皮肤癣在夏季和热带地区高发。

皮肤癣的传播途径广，可通过直接接触患者的皮损及患病的宠物而感染，也有通过接触被污染的理发工具、帽子、梳子、毛巾、鞋等物品而间接传染。

患者搔抓自身患癣部位后再搔抓健康皮肤，可引起自身传染。

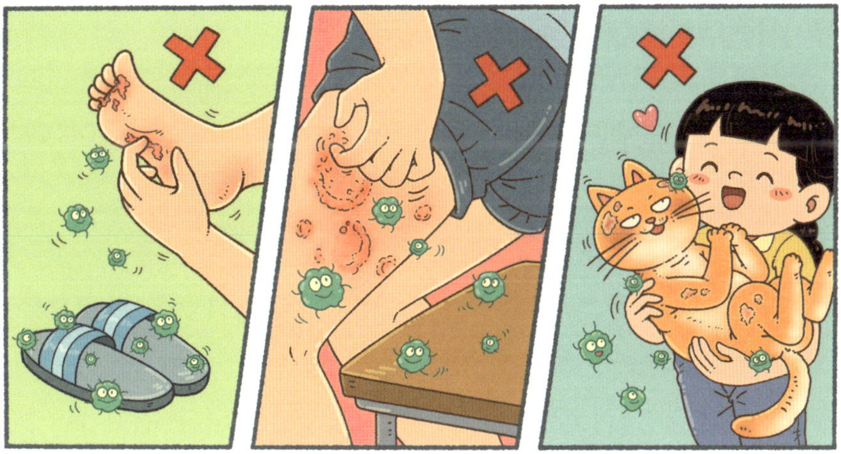

3. 六类人群更容易患皮肤癣

（1）肥胖多汗者：此类人群容易出汗且不易蒸发，为真菌生长提供了有利条件。

（2）卫生习惯不良者：不经常更换和清洗衣物、床单被罩，长期不洗澡，混穿拖鞋，都会增加患皮肤癣概率。

（3）居住在湿热地区者：温暖潮湿的环境有利于真菌生长繁殖。

（4）慢性疾病患者：如糖尿病患者以及长期使用免疫抑制剂或激素类药物者。

（5）特殊职业者：如运动员，经常进行高强度运动，容易出汗，且经常使用公共浴室和更衣室，这些地方环境潮湿利于真菌繁殖；宠物饲养员，宠物身上可能携带真菌，与宠物密切接触容易被感染。

（6）儿童和老年人：皮肤免疫力相对较低，容易被真菌感染。

4. 用药与健康生活方式同样重要

皮肤癣具有较强传染性，通过科学治疗和日常护理，可有效控制病情、预防复发。

✓ 坚持使用抗真菌药至少一个月。

✓ 针对甲癣患者，应将病甲打薄后再用药，这样药物更容易渗透。

✓ 口服抗真菌药需要定期检测肝功能。

✓ 头癣患者应坚持服药、搽药、洗头、剪发、消毒五措并举。同时，使用过的生活用品及理发工具应煮沸消毒。

✓ 患者应穿着宽松透气的内衣、鞋、袜。

✓ 用药期间，患儿及家长应定期检查，防止自身传染。

家校提醒

保持良好的个人卫生习惯、增强免疫力、避免接触传染源是预防皮肤癣的关键。

(1) 定期开展皮肤健康教育，向学生和家长普及皮肤癣的预防知识。

(2) 注意个人卫生，勤洗澡、勤换贴身衣物、勤换床单被褥等。

(3) 保持皮肤干爽、透气，洗澡后应尽快擦干皮肤上多余水分，穿透气的鞋袜，衣物，鞋袜平时多在阳光下晾晒、通风。

(4) 避免共用物品，不与他人共用毛巾、梳子、拖鞋、袜子、指甲剪等个人用品。

（5）定期消毒鞋柜、浴室、洗衣机等潮湿区域。

（6）均衡饮食、规律作息和适量运动，增强免疫力。

（7）尽量避免在游泳池、健身房、公共浴室等公共场所赤脚行走，养宠物的家庭应定期为宠物检查，不接触来历不明的动物。

丘疹性荨麻疹

连续下了很多天雨，鹏鹏感觉自己身上都快长出“小蘑菇”了。周末放晴，爸爸妈妈带着鹏鹏到公园玩耍，终于又能在阳光下撒欢了，鹏鹏别提多高兴。

公园里有大草坪，还有小溪流，鹏鹏最喜欢和爸爸在草地上踢球、放风筝……也爱和小朋友在小溪边捉鱼、打水仗，收集形态各异的小石头……跑跑跳跳了大半天，鹏鹏总算玩尽兴了。

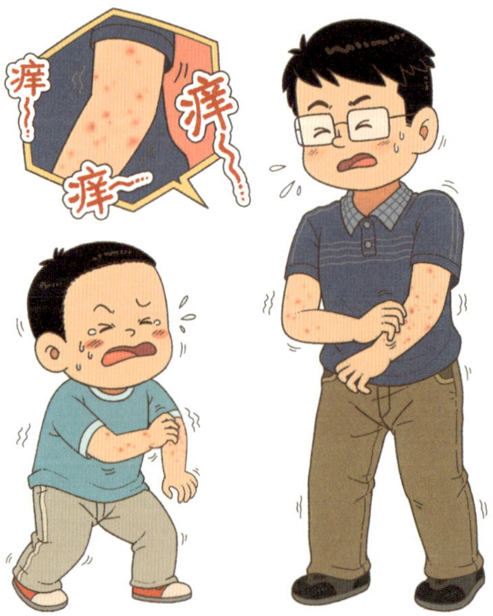

可刚回到家，鹏鹏和爸爸就开始觉得痒，这儿挠挠，那儿抓抓，妈妈发现他俩身上起了大大小小的“红包”，便赶紧带他们到医院就诊。医生检查后说，可能在公园被虫子咬了，引发了丘疹性荨麻疹。

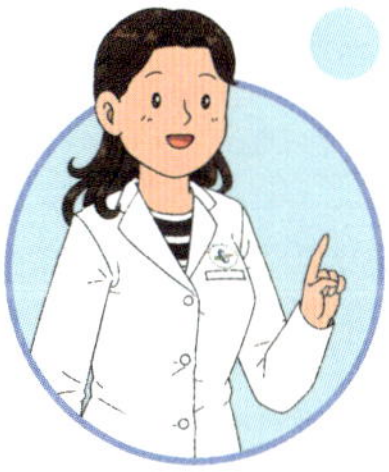

皮肤科医生说

丘疹性荨麻疹，也称虫咬皮炎，多见于婴幼儿及儿童，成人也可能患病。此病与昆虫叮咬有关，如蚊子、臭虫、跳蚤、虱、螨、蠓等，由于这些昆虫的唾液或毒腺中含有多种成分，当其口器刺伤皮肤吸吮血液时，其唾液或毒液亦随之进入，引起局部毒性反应和过敏反应。全年均可发病，春、夏、秋季多见。

1. 皮损像蚊子包，常成批出现

由于昆虫种类和个人体质的不同，丘疹性荨麻疹可出现不同程度的皮肤反应。一般来说，皮肤上会突然出现群集或散发的红色丘疹、风团，可反复批量出现。

皮疹约为黄豆至花生大小，略呈梭形；严重时叮咬处可发生大片红斑、明显水肿，甚至起水疱、大疱，仔细观察可发现皮疹中央有小水疱或结痂，即叮咬痕迹。

通常伴剧烈瘙痒，个别患者会感到灼热、肿痛。

病程短者，数小时即可自行消退，长者可达数日，还有少数迁延难愈，演变成坚实的红褐色结节。

2. 严重者会出现全身过敏性反应

丘疹性荨麻疹好发于暴露部位，以四肢伸侧、臀部、腰背部多见。

极少数情况下，会出现全身过敏性反应，表现为全身性荨麻疹、气促、呼吸困难、腹痛、呕吐、低血压、意识丧失等。

3. 止痒、消肿的有效方法

(1) 一般处理

✓ 清洗：用肥皂水或清水反复冲洗叮咬部位，减少过敏原的刺激。

✓ 冷敷：用冰袋或冷毛巾敷在叮咬部位，每次 15~20 分钟，可减轻肿胀和瘙痒。

✓ 避免抓挠：虫咬皮炎皮疹一般 1~2 周可自行消退，抓挠可能导致皮肤破损和继发感染。

✓ 饮食：发作期间应清淡饮食，尽量避免食用辛辣刺激的食物，如火锅、烧烤、牛羊肉、芒果、榴莲等。

(2) 药物治疗：应对症下药。

✓ 丘疹性荨麻疹是自愈性疾病，轻症者可不予治疗或外用炉甘石洗剂或短期外涂中效糖皮质激素软膏，如糠酸莫米松乳膏等。

✓ 合并皮肤感染者，可涂抹抗生素软膏，如莫匹罗星软膏等。

✓ 皮疹较多、瘙痒明显者，可在医生指导下口服抗组胺药，如氯雷他定、西替利嗪等。

✓ 如果皮疹广泛、水肿明显、瘙痒剧烈，患者可在医生指导下口服糖皮质激素，如醋酸泼尼松片等。

4. 特别虫类很要命，及时就医很重要

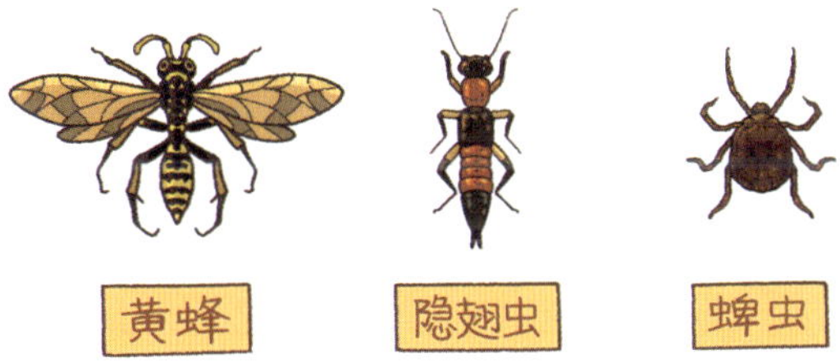

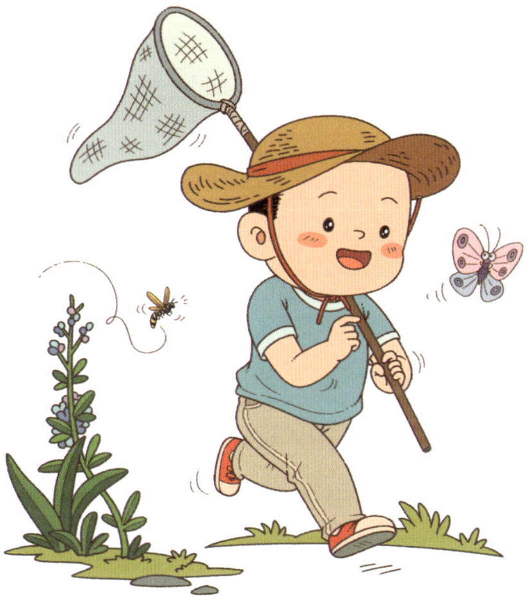

被蜂、隐翅虫和蜱虫叮咬后可能发生严重反应，家长应及时带患儿就医。

（1）蜂蜇伤：被蜂蜇伤的患处皮肤会灼痛、瘙痒、红肿，刺蜇处有瘀点和水疱，如被数只蜂同时蜇伤，可产生大面积肿胀，全身性风团，反应严重者可出现中毒、休克、抽搐、昏迷等，甚至死亡。

【处理】 蜂蜇后,立即拔出毒刺,可用胶布粘贴后再揭起。如果是黄蜂蜇伤,其毒液呈碱性,可用食醋外敷。如果是蜜蜂蜇伤,其毒液呈酸性,可用肥皂水、5% 碳酸氢钠溶液等外敷;必要时内服抗组胺药或糖皮质激素,如出现休克等严重反应者,应立即送院抢救。

(2) 隐翅虫皮炎:隐翅虫是一种蚁形小飞虫,虫体各段都含有毒素。一般来说,隐翅虫不会咬人,但其体内的强酸对皮肤有很强的腐蚀性。所以,看到隐翅虫时,千万别拍在皮肤上,否则会有大量毒液溅到皮肤上,引起隐翅虫皮炎,皮损为条索状或片状水肿性红斑,其上附着密集的丘疹、水疱及脓疱,严重者可出现表皮坏死。

【处理】 如出现隐翅虫皮炎,立刻用肥皂水或清水充分冲洗,或5% 碳酸氢钠溶液湿敷,严重者及时就医,在医生指导下用药。

(3) 蜱虫叮咬:被蜱虫叮咬后,患者可出现头痛、皮疹、发热等症状。被叮咬部位除出现充血、水肿、炎症反应外,还可能发生继发性感染,最严重的是发热伴血小板减少综合征,这种情况十分凶险,可引发全身多脏器功能衰竭。

【处理】 蜱虫会将头埋在人的皮肤下吸血,所以一旦发现蜱虫叮咬,千万不可生拉硬拽,可用酒精涂抹在蜱虫身上,然后用镊子夹紧取出,一定要保证伤口中没有残留。如果不慎接触到蜱虫,尤其是蜱虫破裂后的流出物,要及时用碘酒或酒精消毒处理,并及时就医。

特别提醒,蜱虫叮咬潜伏期较长,被咬后要观察 1~2 周。若被蜱虫叮咬后出现发热、乏力、头痛等不适症状,应尽快就医,告诉医生曾被蜱虫叮咬,以及叮咬发生的时间、地点等信息,不可掉以轻心。

家校提醒

丘疹性荨麻疹防大于治，做好预防是关键。

（1）注意个人卫生

勤洗澡，勤换衣服，因为汗液容易吸引昆虫叮咬。

（2）居家防护

居住环境保持干燥通风，安装纱窗或挂蚊帐；大多数昆虫都具有趋光性，晚上睡觉关灯。勤换床单、被套，定期将床垫、枕芯及沙发垫等进行晾晒；长期放置的衣物、被褥、凉席等，使用前应热水烫洗或暴晒。

（3）消除蚊虫滋生隐患

定期清除房屋周围杂草、积水，蚊虫较多的季节可使用杀虫剂；饲养猫狗等宠物的家庭，应定期给宠物洗澡，并进行驱虫。

（4）外出防护

最好穿浅色长袖长裤，并扎紧裤口、袖口，起到物理保护作用；尽量减少到杂草及草丛中玩耍、躺卧。

（5）避免“香味”

昆虫对气味非常敏感，平时洗衣洗澡时不宜使用香味太重的洗衣液或沐浴露，尽量不喷香水，这些化学用品散发出来的香味很容易招来蚊虫。

日晒伤

春天来了，阳光明媚，万物复苏，鹏鹏的学校组织学生们春游。看着红的花、绿的草，鹏鹏特别兴奋，尽情在阳光下奔跑、嬉戏。

“鹏鹏，你的脸怎么成了红苹果啊？”回程的大巴上，同学发现他的脸颊通红，鹏鹏自己也觉得有点儿痒痒的。

晚上到家后，鹏鹏觉得脸上像被火烧过一样，不仅越来越红，又痒又痛还刺刺的，挠也不是，不挠也不是，鹏鹏坐都坐不住了。

妈妈心疼地说：“你看，防晒没做好，自己吃大亏了吧？”先用冷水给鹏鹏敷了一下脸，又给他涂了点芦荟胶。第二天，带他去医院皮肤科就诊。

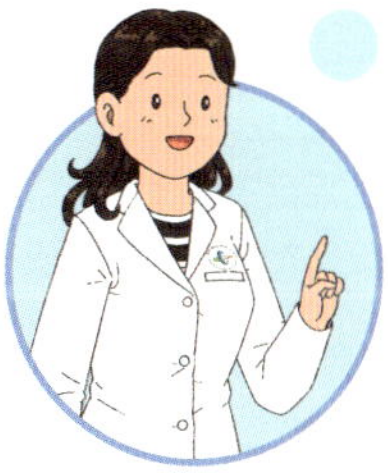

皮肤科医生说

日晒伤，又称日光性皮炎，是由过量紫外线（主要为中波紫外线 UVB，波长 280~320nm）照射皮肤后导致的皮肤急性光毒反应。

被晒伤的皮肤开始表现为红斑、肿胀、水疱，伴有疼痛和/或瘙痒症状，后期红斑颜色逐渐变暗，出现脱屑，可留有色素沉着或减退。

紫外线不仅使人晒黑，还会引起皮肤损伤。急性期皮肤红肿、疼痛、瘙痒，长期反复晒伤会加速皮肤老化，出现色斑、皱纹、皮肤松弛等情况，还会增加罹患皮肤癌的风险，因此，防晒工作不能懈怠。

儿童、妇女、滑雪者及水面作业者容易被晒伤，皮肤白的人更容易被晒伤。儿童的皮肤比成人更薄嫩，屏障功能尚未发育完全，黑色素细胞活性较低，抵抗紫外线的能力差，因此容易被晒伤。

1. 日晒伤不仅是因为阳光照射引起

引发日晒伤的主要原因有 3 种。

（1）日晒：皮肤暴露于过量紫外线造成的损伤。

（2）出汗：汗液会增加皮肤角质层的水合作用，使角质层吸收紫外线的能力增强、反射紫外线的能力减弱，皮肤因此容易晒伤。

（3）光敏反应：服用或食用易引发光敏反应的食物或药物，可增加晒伤风险。容易引发光敏反应的药物主要有磺胺、胺碘酮、四环素类抗菌药物及非甾体抗炎药;部分人群食用甚至接触特定食物,如芹菜、香菜、酸橙、柠檬、无花果等也可引发光敏反应。

2. 日晒伤可分为一度和二度

根据皮肤晒伤的轻重可分为一度晒伤和二度晒伤。

(1) 一度晒伤:仅损伤表皮层,皮肤出现红斑、肿胀,并伴有灼热及痛痒感。一般3~7天即可痊愈,皮肤可出现脱屑或遗留色素沉着。

(2) 二度晒伤:损伤真皮层,晒伤部位肿胀,甚至出现水疱、大疱,伴有剧烈灼痛感。一般7~10天才能痊愈,遗留色素沉着,但不留瘢痕。严重的日晒伤患者还可伴有全身症状,如头痛、发热、恶心、呕吐甚至中暑及休克,这种情况通常不会即刻出现,而是发生在日晒后的

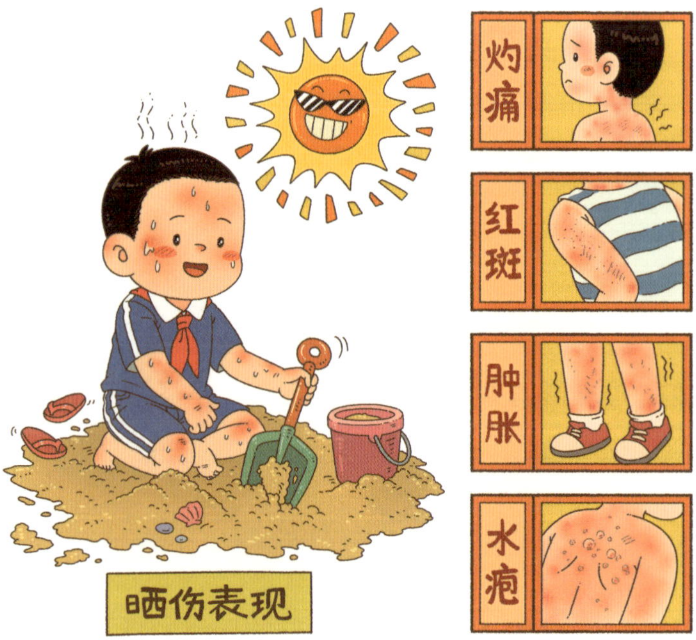

12~24 小时内。

3. 日晒伤后的紧急补救措施

（1）寻找避光区域或遮挡，避免继续受到阳光照射。

（2）尽快给皮肤降温，可用冷水或冰袋敷在晒伤部位，每次 15~20 分钟，每天敷 3~4 次。

（3）清洁皮肤，使用温和的清洁剂清洗晒伤部位，注意不要用力摩擦皮肤。

（4）涂抹药膏，如炉甘石洗剂、糖皮质激素软膏等，可缓解皮肤炎症和疼痛。

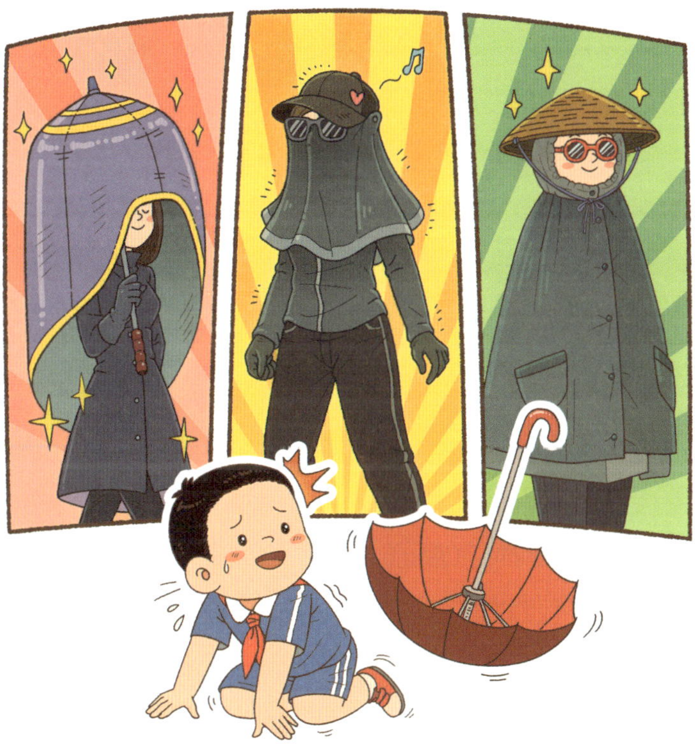

(5) 口服药物，如晒伤严重，出现发热、寒战等全身症状，可口服非甾体抗炎药、抗组胺药或糖皮质激素等。

(6) 皮肤保湿，使用温和的保湿乳液或保湿霜涂抹在晒伤部位，以缓解皮肤干燥。

(7) 避免再次晒伤，在皮肤恢复之前，避免再次曝晒，外出时使用防晒霜、遮阳伞等。

(8) 观察皮肤变化，如晒伤严重，出现水疱、大疱、感染等症状，应及时就医。对于特殊人群，如孕妇、儿童、老年人等，晒伤后的处理方法与成人相同，但需要更加注意皮肤的保湿和护理。

家校提醒

做好以下 4 点有效防止日晒伤

(1) 增强防晒意识，户外活动前为孩子做好防晒，必要时可选择合适的防晒产品预防日晒伤。

(2) 正确使用“硬防晒”及防晒霜。

(3) 特殊场景下，如户外游泳、沙滩玩耍、滑雪等情况须更加注意皮肤和眼睛的防晒。

(4) 多食用新鲜蔬菜和水果，尤其是富含维生素 C、维生素 E 的具有抗氧化作用的食物，如番茄、苹果、西瓜等；避免或者减少光敏性食物的摄入，如茴香、柠檬、芒果等。

白色糠疹

入秋后天气变得逐渐干燥起来，妈妈在给蔓蔓脸上涂润肤霜的时候，发现两边脸蛋上长了几片淡淡的白斑，蔓蔓说不疼也不痒。奶奶看到后说：“肯定是肚子里有蛔虫，这是虫斑！”于是奶奶便买了打虫药给蔓蔓吃，结果 2 个月过去了，脸上的白斑越来越多。妈妈不放心，带蔓蔓去皮肤科就诊，被诊断为白色糠疹。医生说是小问题，不需要太担心。

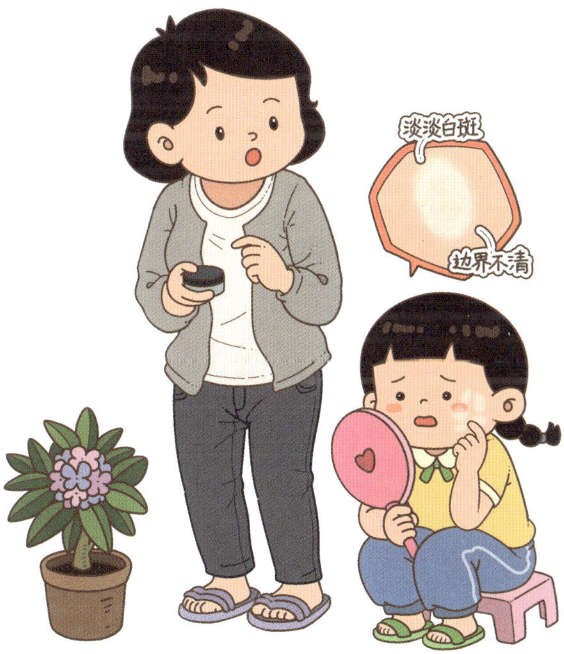

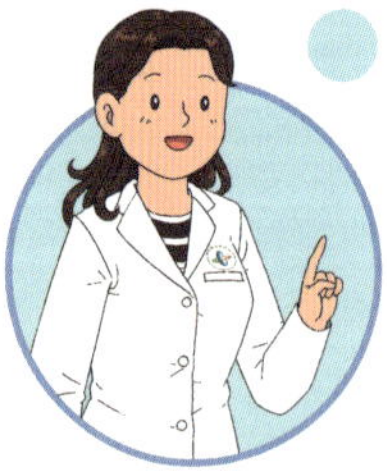

皮肤科医生说

白色糠疹，又称单纯糠疹、面部干性糠疹。全年均可发病，冬春季尤为多见。好发于 3~16 岁儿童和青少年，常表现为大小不等的圆形或卵圆形淡白色斑片，直径一般为 0.5~2cm，其上有干燥的细糠状白色鳞屑，与正常皮肤或晒黑后皮肤对比浅色斑显得更明显。所以，白色糠疹在皮肤较黑的人群中更常见。

全身皮肤均可出现，面部最常见，尤其是口周、下巴和面颊，少数发生在颈部、前臂和肩胛等。偶尔会有轻度痒感，症状可持续数月。

1. 病因尚不明确，可能和以下因素有关

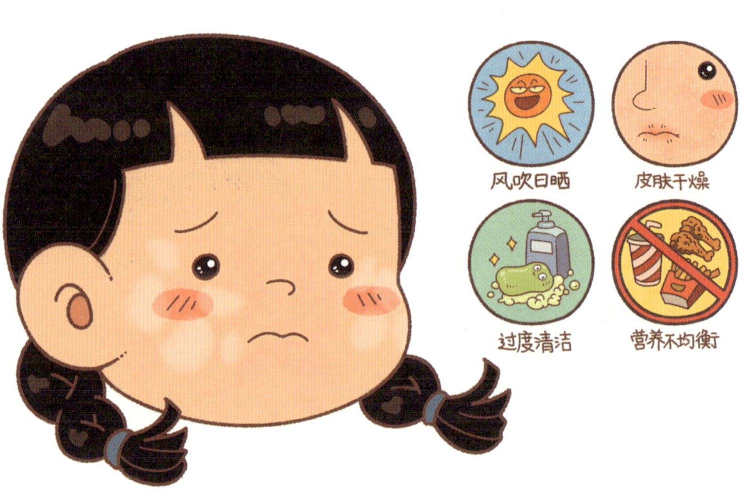

目前研究认为，儿童出现白色糠疹可能与营养不均衡、维生素缺乏、肠胃疾病、患处过度清洁、皮肤干燥、风吹日晒过多有关。例如，孩子吃饭挑食、偏食或患有胃肠道疾病，导致体内维生素缺乏及营养不均衡；家长爱干净，频繁给孩子洗脸洗澡、不注重润肤导致皮肤干燥；天气冷、空气湿度低、风吹日晒时间过长等。过敏体质的孩子更易患病。

2. 减轻病情有妙招

白色糠疹是一种慢性、良性的炎症性皮肤病，多可自愈，预后情况良好，不需要过度治疗。

（1）要做好皮肤日常护理：不过度清洁皮肤，加强润肤，注意防晒。

（2）可以适量涂抹糖皮质激素类软膏，如地奈德乳膏、丁酸氢化可的松乳膏，但不可长期使用，以免引起皮肤萎缩。

（3）可服用复合维生素B、锌等营养补充剂，有助于皮肤修复。症状明显、消退缓慢者，也可在医生指导下进行紫外线光疗促进色素恢复。

3. 白色糠疹不一定是“虫斑”，不必盲目吃“打虫药”

虽然以往民间普遍认为这种白斑是“虫斑”，可能和寄生虫，尤其是蛔虫有关，但引起白色糠疹的原因很多，目前并未发现孩子粪便中虫卵的检出率与发病有相关性，因此，不必盲目吃“打虫药”。

4. 白色糠疹不会变成白癜风

白色糠疹不会变成白癜风，两者不是同一种疾病。白癜风的白斑更白，边界清晰，边缘色素常加深，表面没有鳞屑。必要时，带孩子去医院寻求专业帮助，切勿私自乱擦药膏，以免延误或加重病情。

家校提醒

白色糠疹是一种自限性疾病，多可自愈，一般不需要特殊治疗，家长不要过度担心。注意日常护理，避免不良因素刺激，可有效控制、缓解症状。

（1）饮食合理搭配，营养均衡：纠正孩子挑食偏食的坏习惯，多吃新鲜蔬菜、水果等，少吃垃圾食品，做到饮食均衡、营养丰富。

（2）避免过度清洗，做好润肤：孩子的皮脂腺尚未发育成熟，皮肤表面缺乏皮脂的有效保护，洗涤时应选择弱酸性或中性洗浴用品，避免使用碱性肥皂清洁皮肤及热水烫洗，同时还要做好皮肤保湿，坚持涂抹润肤产品。

（3）注意防晒：户外活动时应注意防晒，建议使用遮阳伞、佩戴宽边渔夫帽或涂抹防晒霜。

湿　疹

蔓蔓最近总觉得身上痒痒的，像有小蚂蚁在爬。她挠啊挠，可是越挠越痒，胳膊、小腿上出现了一片片红红的小点点。

“妈妈，你看！”蔓蔓举起胳膊，“我身上长小花花了！”妈妈仔细一看，心里咯噔一下，摸了摸蔓蔓发红的皮肤，温温的，还有些粗糙。“宝贝，这不是小花花，是皮肤生病了，我们要去医院，请医生帮我们治好它。”

经检查，蔓蔓确诊了湿疹。

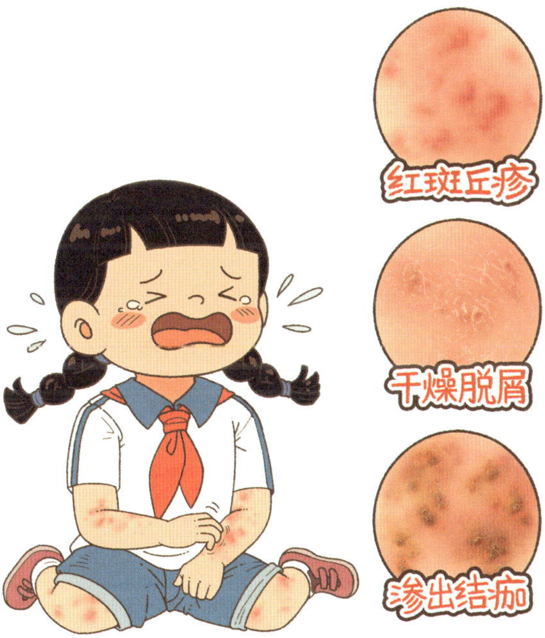

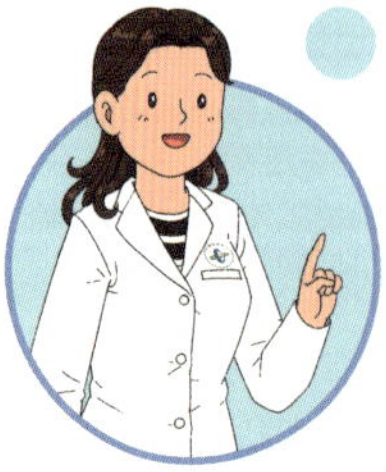

皮肤科医生说

湿疹(eczema)是由多种内外因素引起的一种炎症性瘙痒性皮肤病,常对称性分布,易反复发作。急性期以丘疹、水疱为主,常有渗液;慢性期以皮肤增厚粗糙、苔藓样改变为特征。

作为最常见的过敏性疾病之一,湿疹是皮肤免疫系统反应过度的一种表现,与整体免疫力的高低并无直接关联。特别值得注意的是,如果宝宝湿疹症状持续不缓解,或者出现皮疹加重、瘙痒剧烈影响睡眠等异常情况,应及时带宝宝到医院就诊,以免加重病情。

1. 湿疹由多种因素共同作用引起

湿疹是临床常见的皮肤病,目前认为其是由多种因素共同作用引发的过敏性疾病。

(1)遗传因素:湿疹具有遗传倾向,如果家族中有人患湿疹、荨麻疹、哮喘或过敏性鼻炎等过敏性疾病,后代患湿疹的风险较高。

(2)免疫系统异常:人体免疫系统本应精准抵御外来病原体,但湿疹患者的免疫系统却常“出错”。它会对原本无害的物质,如食物中的蛋白质、环境中的花粉、尘螨等产生过度免疫反应,释放组胺、白细胞介素等炎症介质,使皮肤出现炎症反应引发湿疹。而且,免疫细胞功能失调还会影响皮肤正常修复,致湿疹反复。

（3）环境因素：常见引发或加重湿疹的过敏原有花粉、尘螨、动物皮屑等。气候变化，如干燥或寒冷的气候，或者过热、出汗过多也可能加重湿疹症状。此外，空气污染，接触某些化学物质和工业污染物，也可能成为湿疹加重的重要诱因。

（4）饮食因素：某些食物如奶制品、鸡蛋、坚果、海鲜等，可能引发或加重湿疹症状。特别是在婴幼儿中，食物过敏是引起湿疹的常见原因之一。

（5）皮肤屏障受损：湿疹患者的皮肤屏障功能通常较弱，尤其是婴幼儿皮肤屏障功能尚不完善，容易失去水分和受到外界刺激，导致皮肤干燥和炎症。

（6）压力和情绪波动：精神压力、焦虑和情绪波动也会影响免疫系统，可能诱发或加重湿疹。

（7）皮肤护理不当：使用碱性过强的肥皂、洗涤剂等清洁用品或含有刺激性成分的护肤产品，可能导致皮肤干燥、刺激宝宝幼嫩的肌肤，诱发湿疹。洗浴过频或使用过热的水，也会破坏皮肤的天然屏障，加重湿疹。

2. 婴儿及儿童湿疹各不相同

（1）婴儿湿疹：常称为“奶癣”，皮疹多见于头面部、双颊、头顶部，后期逐渐蔓延至颈部，躯干四肢亦可累及。初期为散发或群集小红丘疹或红斑，逐渐增多，可见小水疱、黄白色鳞屑及痂皮，可有渗出、糜烂及继发感染。

（2）儿童湿疹：多数属于干性，可由婴儿湿疹迁延、转化而来，也可在儿童期首次发病。皮疹常表现为稍大、较隆起的红色丘疹，以及红

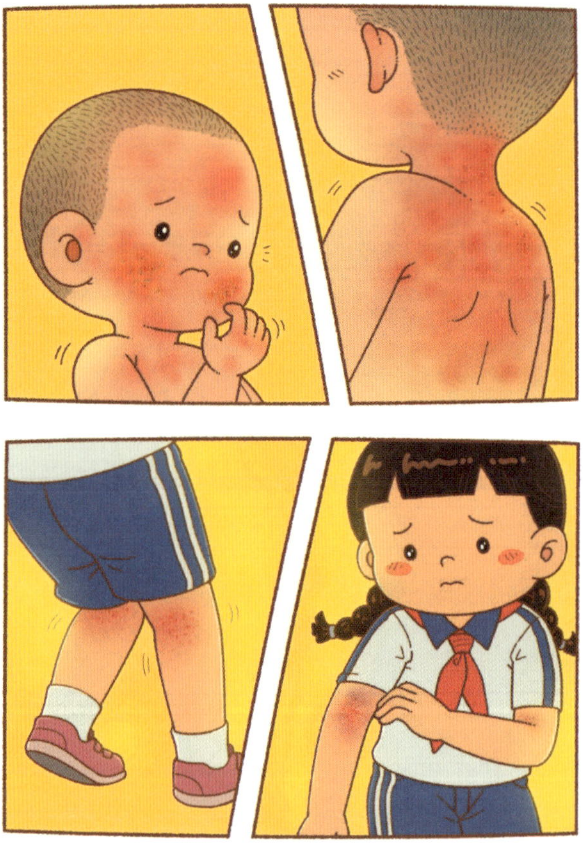

斑、斑块，皮肤表面干燥粗糙，好发部位常在四肢屈侧和皱褶部，如腋窝、肘窝、颈部、腹股沟等处，也可发生于背部、手足等其余部位。儿童湿疹常伴有剧烈瘙痒，经过反复搔抓后皮疹通常肥厚粗糙，严重时可有少许渗液、表皮剥脱及抓痕。

3. 父母不必“谈激素色变”

面对治疗湿疹的外用药，许多父母会“谈激素色变”，“这个药含激素吗？”“我家宝宝这么小可以用吗？”“副作用大吗？”

首先，糖皮质激素是治疗和控制湿疹的一线药物，针对湿疹发病的各个环节发挥重要作用，如抗炎、抑制免疫反应、止痒和抑制表皮增生等。糖皮质激素让人“谈之色变”的原因在于人们过分夸大了激素的副作用，这些副作用通常在长期、不恰当使用糖皮质激素过程中出现，如皮肤萎缩、色素异常、毛细血管扩张、痤疮样皮疹、激素依赖性皮炎、诱发或加重皮肤感染等，令许多患者及家属望而却步。但是，在专业医生指导下规范使用，逐渐减停药物，在治疗疾病的同时，能有效避免不良反应发生。

其次，家长购药时应留意，药物名字中带有“松”“奈德”“他索”这些字眼的基本都是激素类药物，建议按医嘱合理使用，切勿自行长期使用，以免发生不良反应。目前，市场上有很多宣称“纯天然”“纯植物”“快速止痒”的消字号药膏。这些药膏打着纯天然的旗号，却常常是违法添加激素的重灾区。家长应擦亮眼睛，特别注意这些“特效药”。

激素药物不是洪水猛兽，家长没有必要“谈激素就色变”。外用糖皮质激素更像一把双刃剑，如果使用得当，治疗效果良好；如果滥用或不按医嘱长期使用，可能会适得其反甚至加重病情。按照专业医生指导合理用药，一般不会出现不良反应。

4. 治疗以控制瘙痒、减少及预防复发为主

湿疹治疗原则以控制瘙痒症状、减少及预防复发为主要目的。口服抗组胺药物及外用中弱效糖皮质激素均有助于缓解瘙痒。常见的外用药除糖皮质激素类药物外，还有钙调磷酸酶抑制剂等。

常见的婴幼儿湿疹外用药分为三大类：一是弱效激素，如氢化可的松、地奈德；二是中效激素，如糠酸莫米松、丙酸氟替卡松；三是钙调

磷酸酶抑制剂，如他克莫司、吡美莫司，疗效相当于弱效或中效糖皮质激素。

对于瘙痒严重、外用药物效果不佳的婴幼儿，可同时口服抗过敏药，即抗组胺药物治疗，如氯雷他定糖浆、盐酸西替利嗪滴剂等，以缓解瘙痒症状。

具体药物的选择、用量及用法、使用时长均应在专业医生的指导下进行，家长不能只因对激素药物的副作用心存顾虑而完全拒绝使用，正确的做法应是当用则用、绝不滥用。

家校提醒

湿疹护理应注意以下六方面

（1）科学忌口

可根据儿童的食物过敏史及过敏原检测结果适当规避可能导致过敏的食物，盲目忌口反而会引起营养不良甚至低蛋白血症。

（2）洗澡应以淋浴为主，不要用热水烫洗或过度清洁，以免破坏皮肤屏障功能加重病情

洗澡水温不宜过高，尽量将时间控制在 10 分钟以内，减少沐浴露或肥皂的使用。洗澡后及时擦干身体，最好在 3 分钟内涂抹身体乳，身体乳尽量选择不含香精、酒精、防腐剂及色素的保湿剂。若宝宝皮肤太干燥，也可一日多次使用。

（3）注意避免给儿童穿紧身不透气的衣物

平日尽量穿纯棉、柔软、宽松的衣服，少穿可能引起过敏的动物皮毛或化纤制成的衣服，并根据气温适当增减衣物以免因过度出汗引起皮肤瘙痒。

（4）防止宝宝搔抓

宝宝反复搔抓会导致皮肤破损，不仅加重病情，还可能引起感染。可给宝宝戴手套，修剪指甲，避免搔抓。必要时，可在医生指导下使用止痒药物。

（5）母乳喂养的妈妈饮食需要调整

尽量避免食用辛辣、油腻、刺激性食物，以及容易引起过敏的食物，如牛奶、鸡蛋、海鲜、花生等。可通过记录饮食日记，观察宝宝湿疹的变化，找出可能的过敏原并避免。

（6）治疗期间不要随意停药

使用药物治疗湿疹时，应遵医嘱按时、按量用药，即使症状有所缓解，也不要自行停药，以免病情反复。一般在皮疹完全消退后，还需要继续巩固治疗一段时间。

第三章

中学生常见皮肤病

痤疮

随着青春期的到来，身体就像经历了一场奇妙的冒险与探索之旅。13 岁的蔓蔓，从内部到外表都在变化，白白嫩嫩的小脸变得又油又亮，长出了大大小小的痘痘。

这让爱美的蔓蔓苦恼不已，她从网上买了好多“祛痘膏”，怎么涂、怎么抹也不见好转。蔓蔓每次照镜子都忍不住用手挤痘痘，有时还挤出血……此起彼伏的痘痘，加上痘坑、痘印，难看的皮肤让蔓蔓变得越来越内向。

爸爸妈妈赶紧带蔓蔓来到皮肤科就诊。

皮肤科医生说

痤疮是一种累及毛囊皮脂腺的慢性炎症性疾病，好发于面部、上胸部及背部等皮脂腺丰富的部位。日常生活中，我们常听到的闭口、粉刺、青春痘、暗疮等，其实都是痤疮。

痤疮是一种青春期常见的皮肤问题，几乎每个人成长过程中都或多或少地经历过，很多人成年后还会受到痤疮的困扰。研究发现，超过 95% 的人有不同程度痤疮发生，其中 3%~7% 会遗留瘢痕。严重的痤疮和产生的瘢痕不仅影响美观，还可能给患者带来心理压力。

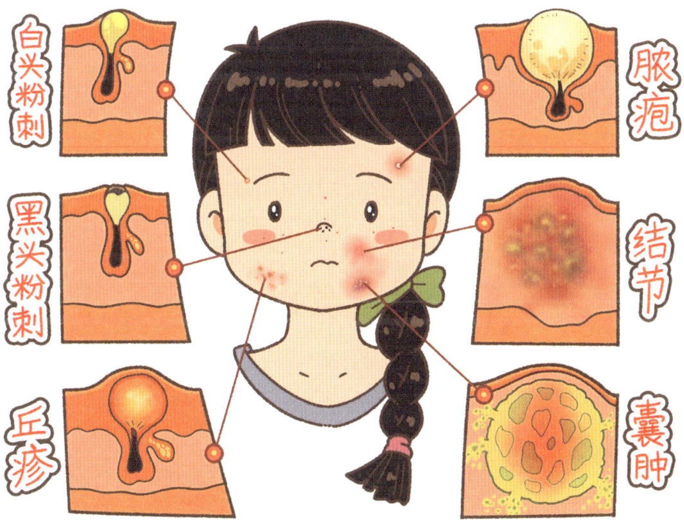

1. 痤疮的发生原因众多

（1）内分泌因素：进入青春期后，人体内雄性激素特别是睾酮水平迅速升高，这也促使皮脂腺活跃起来，大量分泌脂质。

（2）毛囊皮脂腺导管堵塞：毛囊皮脂腺导管角化过度，导管口径变小、狭窄或阻塞，毛囊壁脱落的细胞和皮脂不能正常排出，形成粉刺。

（3）微生物感染：在上述堆积物的滋养下，以痤疮丙酸杆菌为首的“细菌团伙”开始繁殖，导致炎症反应，形成红色丘疹、脓疱。如果堵塞物继续堆积，皮脂腺破裂导致炎症反应加剧，则会形成结节、囊肿。

（4）炎症因素：炎症在痤疮的发生发展中扮演重要角色，痤疮早期便有炎症参与其中。痤疮丙酸杆菌可刺激角质形成细胞上调 *TLR2* 基因的表达，激活 NF-κB 信号通路，增加细胞中炎症因子 IL-6、IL-8、TNF-α 的表达。

（5）遗传因素：遗传与痤疮发生密切相关，特别是伴有囊肿、结节及瘢痕的重型痤疮更为显著。

（6）不良生活习惯：不健康的饮食习惯、不规律的作息、环境污染、暴晒、压力、肥胖、化妆品使用不当、清洁不到位等也会诱发或加重痤疮。

2. 分清痤疮等级，抓住就医良机

痤疮患者可出现白头粉刺、黑头粉刺、丘疹、脓疱、结节、囊肿、瘢痕、色素沉着等多种皮肤表现。

《中国痤疮治疗指南（2014 修订版）》中指出，根据皮损性质及严重程度痤疮可分为 3 度、4 级。

✓ 轻度(Ⅰ级):仅有粉刺。

✓ 中度(Ⅱ级):有炎性丘疹。

✓ 中度(Ⅲ级):出现脓疱。

✓ 重度(Ⅳ级):有结节、囊肿。

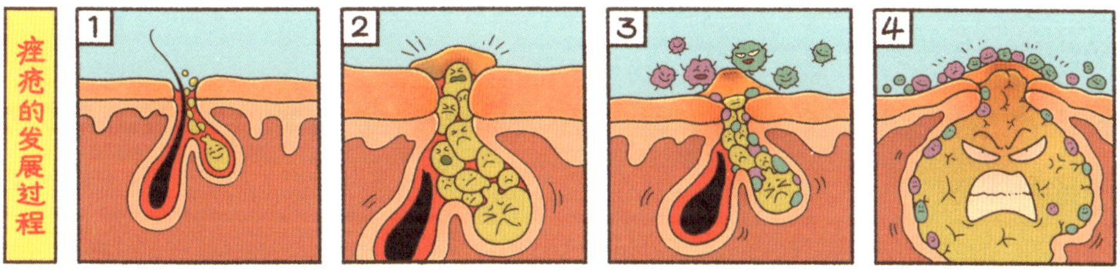

3. 制定个性化治疗方案

痤疮治疗应在皮肤科医生指导下,根据严重程度科学制定个性化方案,轻度及轻中度痤疮以外用药物治疗为主,中重度及重度痤疮应辅以口服药物治疗。

(1)外用药物治疗:主要为维 A 酸类药物或抗菌性药物等。

(2)口服药物治疗

✓ 抗菌药物:针对痤疮丙酸杆菌及炎症反应,可选择具有抗菌和抗炎作用的抗菌药物。

✓ 维 A 酸类:此类药物具有显著抑制皮脂腺脂质分泌、调节毛囊皮脂腺导管异常角化、预防瘢痕形成等作用。

(3)激素治疗:一是抗雄激素治疗,通过拮抗雄激素的活性作用而减少皮脂腺的脂质分泌;二是糖皮质激素,具有良好抗炎作用,适用于重度炎性痤疮的早期治疗。

(4)物理治疗:如红蓝光、果酸焕肤治疗、光动力治疗、激光与强脉冲光,可作为辅助或替代治疗及痤疮后遗症处理的选择。

(5) 中医药治疗:根据患者的临床表现辨证论治,进行内治和外治。

(6) 痤疮后遗症处理

✓ 痤疮后红斑:可选择强脉冲光、脉冲染料激光、非剥脱点阵等激光治疗。

✓ 痤疮后色素沉着:可外用改善色素类药物、果酸焕肤、强脉冲光等治疗方法。

✓ 痤疮后瘢痕治疗:①萎缩性瘢痕:可选择点阵激光、射频微针等治疗。②增生性瘢痕与瘢痕疙瘩:此类瘢痕治疗较困难,目前多采用综合治疗,如瘢痕内药物注射、激光治疗、放射治疗等。

家校提醒

科学预防痤疮应做到六方面

(1) 合理饮食

学校和家庭均应提供清淡、多样化饮食,同时,限制高糖和高脂食物,减少奶制品,尤其是脱脂牛奶摄入,少吃油炸食物、少喝含糖饮料。

(2) 注意面部清洁

青春期孩子皮脂腺分泌旺盛,可选用控油洗面奶洁面,去除皮肤表面多余油脂、皮屑和微生物混合物,但不能过度清洗,切忌挤压和搔抓。

(3) 合理保湿

为孩子选用合适的皮肤保湿产品,油性皮肤宜选择控油保湿类护肤品;混合性皮肤 T 区选择控油保湿类,两颊选择舒敏保湿类护肤品;在使用维 A 酸类、过氧化苯甲酰等药物或物理治疗、化学剥脱治疗时,易出现皮肤屏障受损,应选择舒敏保湿类护肤品。

(4) 适当防晒

为孩子提供遮阳装置,过度日晒可刺激皮肤分泌过多的油脂从而加重痤疮。

(5) 规律作息、适当运动

熬夜会诱发痤疮,每天保持 7~8 小时充足睡眠时间,让孩子尽量早睡,良好的睡眠有助于皮肤新陈代谢和内分泌调节,对改善痤疮大有帮助。同时,运动可促进血液循环,增强皮肤新陈代谢,还能缓解压力,让身心更加健康。

(6) 尽量少化妆

应谨慎使用粉底、隔离、防晒剂及彩妆等化妆品,以减少化妆品性痤疮的发生。

色素痣

蔓蔓上高中后就开始住校了，一个月才能回家一趟，每次一回家全家人都格外欢喜。爷爷奶奶偷偷塞给孙女零花钱，爸爸妈妈用心陪着玩、带着出去大采购。然而，这个月回到家，蔓蔓却闷闷不乐。

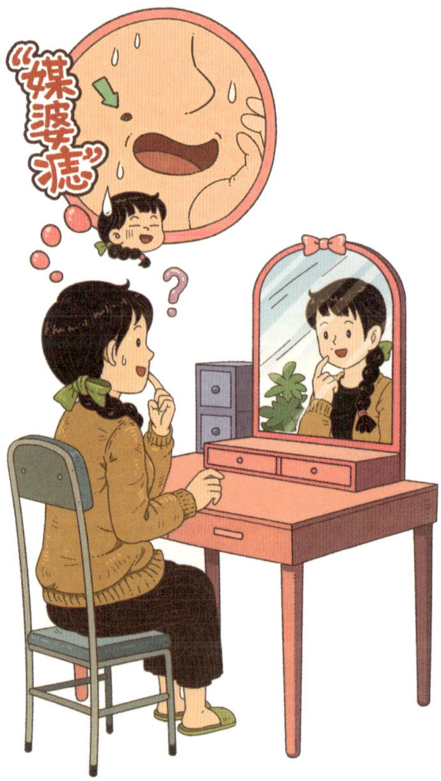

“妈妈，我脸上的痦子怎么越来越多了！”

“没事，有几个痣不算什么，不影响你的青春靓丽。”

“可我嘴角上这颗黑痣，老被同学取笑像媒婆，气死我了！”

“如果你不喜欢那颗痣，放假后，妈妈带你去医院皮肤科去掉它。”

于是，妈妈带着蔓蔓来了医院，医生说蔓蔓脸上的黑痣是色素痣。

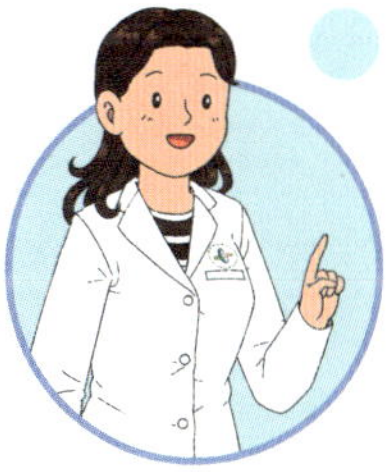

皮肤科医生说

色素痣，俗称“黑痣”“痦子”，是由痣细胞构成的含有黑色素的痣，是一种常见的黑素细胞起源的良性皮肤肿瘤。

几乎每个人都有色素痣，分为先天性和后天性，大小差异较大，大的甚至可覆盖全身、小的数毫米；后天性色素痣一般较小。

色素痣可发生于身体任何部位的皮肤，形态为扁平或略隆起的斑疹或斑丘疹，也可为乳头瘤状、疣状、结节状或有蒂的皮肤损害，有些还有毛发。颜色常呈黑色、褐色、蓝色、肤色等。

大多数色素痣是无害的，但时常会给人带来美观的困扰或癌变的担忧，所以，为了健康起见，要学会分辨哪些痣可能有风险，定期检查痣的变化。

1. 色素痣的原因有多种

（1）遗传：痣的数量和大小与家族遗传密切相关。

（2）紫外线：紫外线是痣数量增加的“推手”，阳光下暴露过多，黑素细胞被激活，导致新色素痣产生。

（3）皮肤表型：不同皮肤类型（如肤色、皮肤厚度）影响痣的出现。浅肤色者比深色皮肤者更容易长痣。

（4）其他原因：包括体内激素变化、免疫状态或接触某些有害化学辐射、污染、药物也可能对皮肤造成刺激，诱发色素痣。

2. 色素痣分为 3 种

根据痣细胞在皮肤内位置的不同，可分为交界痣、皮内痣、混合痣。

(1) 交界痣：痣细胞位于真皮和表皮交界处，通常是棕色或黑色，表面光滑而平坦，多见于手掌、足底及外阴部。

(2) 皮内痣：痣细胞位于真皮中，表现为大小不等的隆起黑褐色或皮色丘疹，可能有毛发穿过，多见于头颈部。

(3) 混合痣：介于前两者之间，外观可能接近交界痣，但明显高于皮面，多见于儿童和少年。

另外，年龄也会引起痣的形态变化。小时候色素痣往往较平，成年后，有的痣可能会隆起，或者颜色变浅。

3. 初步判断“好痣坏痣”

痣多数是无害的，但少数情况下，痣可能会恶变为黑色素瘤——一种危险的皮肤癌。每个人可以使用 ABCDE 法则进行初步判断。

✓ A (asymmetry) 非对称性：痣出现形状不规则，不对称。

✓ B (border) 边缘不规则：痣出现边缘参差不齐，边界不清晰，表面凹凸不平，而正常痣边界清楚、形状规则，表面光滑。

✓ C (color) 颜色不均匀：痣表面颜色不均，可能有黑色、棕色、棕褐色、白色等多种颜色。

✓ D (diameter) 直径：直径超过 6 毫米。

✓ E(evolution)进展：痣短期内迅速增大，或发生明显变化（如形状、颜色等）；出现瘙痛、结痂、溃疡等；周缘出现小痣（“卫星灶”）。

长在手掌、足底、口腔黏膜、结膜、阴道、包皮、指（趾）甲下等摩擦部位的色素痣需要重点关注，它们比其他部位的痣恶变风险高。如果发现以上这些变化，应尽快去皮肤科进行详细检查。

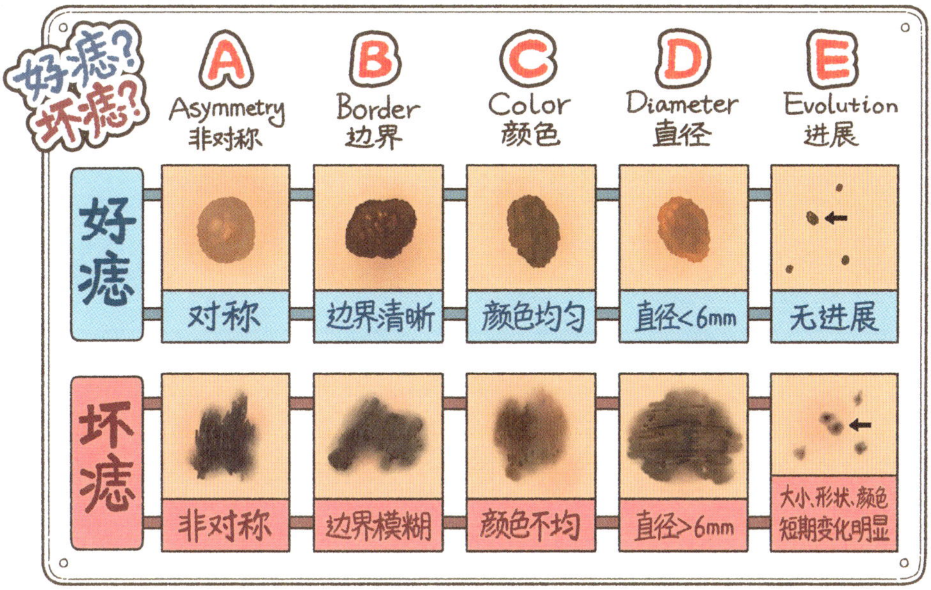

4. 治疗应避免反复多次刺激

色素痣大多不需要治疗。在选择治疗方法时，应考虑色素痣的大小、位置、类型以及患者的个人需求。

（1）激光治疗：适用于较小和表浅的色素痣。激光可精确控制治疗深度，减少对周围正常组织的损伤，治疗速度快，疼痛小，但可能存在治疗不彻底、留疤和复发的风险，特别是对于较大的色素痣。

(2) 手术切除：对于较大的色素痣、生长在易摩擦部位的痣、经过治疗又复发的痣、有癌变风险的痣等，手术切除是更彻底的治疗方法。手术能减少对色素痣的刺激，彻底祛除色素痣，手术后标本可同时进行病理检查以明确是否发生恶变。手术切除的优点是复发率低，但可能会留下瘢痕。

(3) 冷冻治疗、化学腐蚀：使用液氮冷冻或化学药水作用在痣上，破坏局部皮肤组织，达到间接去除色素痣的目的。冷冻治疗、化学腐蚀不易控制深度，对正常组织损伤大易留疤，容易治疗不彻底，复发风险高，反复刺激会增加痣恶变的风险。一般不建议使用此类方法进行治疗。

家校提醒

预防色素痣恶变以下六点很有效

(1) 防晒

紫外线是导致色素痣形成和恶变的重要因素之一。因此，外出时应做好防晒措施，如涂抹防晒霜、穿防晒衣、使用遮阳伞等，以减少过度暴露于紫外线，有效降低风险。

(2) 避免摩擦和刺激

位于易摩擦部位（如手掌、足底、腰部等）的色素痣，应减少不必要的摩擦和刺激，如头皮的痣梳头时应注意，洗澡时避免澡巾摩擦，胡须处尽量减少刮伤等。避免使用刺激性化妆品或护肤品。

(3) 避免不恰当的处理

不要用摩擦、针挑、药物腐蚀、反复不彻底的冷冻或激光等方式刺激黑痣，这些可能会诱发恶变。任何处理痣的操作都应由专业医生进行。

(4) 养成健康生活习惯

保持健康的饮食习惯和生活方式，加强体育锻炼，提高身体免疫力，有助于预防色素痣的形成和发展。

(5) 定期检查皮肤

注意身上的痣和斑点，尤其是新出现的痣，定期自我检查，注意观察痣的数目、大小、形状、颜色是否有变化。如果发现痣突然增大、颜色加深、边缘不规则、表面破损或出血等异常情况，应及时就医。

(6) 前往专业医疗机构进行检查

对于有恶变风险的色素痣，应定期由专业医生进行检查，并根据医生建议采取相应治疗措施。

特应性皮炎

一年四季，鹏鹏总是有挠不完的痒痒。他的皮肤不仅会出现瘙痒，还会起红疹。夏季高温潮湿，鹏鹏汗多，就会觉得更痒；冬季寒冷干燥，症状也会加重，特别是睡觉的时候，总觉得后背极痒，非要抓出血才罢休。第二天早上，妈妈看到鹏鹏的背上、被褥上、指甲缝里……都是血迹，心疼不已。于是，带他到皮肤科医院就诊，经过检查，确诊为特应性皮炎。

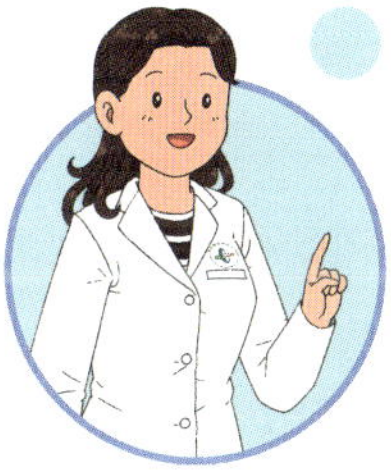

皮肤科医生说

特应性皮炎，又称“异位性皮炎”或“特应性湿疹”，是一种常见的慢性、复发性、炎症性皮肤病。最基本的特征是皮肤干燥、慢性湿疹样皮损和明显瘙痒。不仅如此，部分患者还合并过敏性鼻炎、哮喘等其他系统过敏性疾病。

1. 我国特应性皮炎发病率逐渐上升

过去 30 年，全球范围内特应性皮炎患病率逐年上升，发达国家儿童患病率为 10%~20%。我国特应性皮炎患病率上升晚于发达国家和地区，但近十年间增长迅速且发达地区发病率高于欠发达地区，城市发病率高于农村。

特应性皮炎对儿童和青少年造成巨大困扰。统计显示，过半数受访的特应性皮炎患者初次确诊年龄小于 20 岁，且年龄越小发病率越高。58.43% 的青少年患者表示，因瘙痒无法入睡；约 33% 因皮损和疾病反复发作影响社交、耽误学习，导致生长发育受限；更有 50% 以上会产生自信度降低、害怕社交甚至抑郁症状。

2. 特应性皮炎是多重因素共同作用的结果

特应性皮炎是多重因素共同作用的结果，只有了解这些因素，才能帮助我们更好地预防和应对。

(1) 遗传因素：父母等家族成员有过敏性疾病史是最强风险因素。多项针对新生儿的前瞻性研究表明，如果父母患过敏性疾病（如哮喘、过敏性鼻炎、特应性皮炎等），则子女患特应性皮炎的危险性增加。如果是父母一方患此类疾病，30%~50% 的儿童会在 2 岁左右发病；若父母双方均患病，这一比例升至 51%~79%；而没有家族史的儿童发病率仅为 1.3%~19%。

(2) 免疫异常：特应性皮炎患者免疫系统会出现异常，当接触到花粉、尘螨等，或进食花生、蛋、牛奶、小麦及大豆等食物，机体会产生过度的免疫反应，释放组胺等炎症介质，导致皮肤出现炎症和瘙痒。特应性皮炎患者血清中免疫球蛋白 E（IgE）水平通常会升高，这也是免疫异常的一个重要表现。

(3) 皮肤屏障功能障碍：正常皮肤屏障能够抵御外界刺激和过敏原入侵。研究发现，特应性皮炎患者皮肤中的神经酰胺含量较低。神经酰胺是维持皮肤屏障完整性的重要成分，其减少会导致皮肤水分流失增加，变得干燥、粗糙，对外界刺激的抵抗力下降，从而更容易引发炎症。若皮肤这个天然免疫屏障受损，则容易继发各种微生物感染，

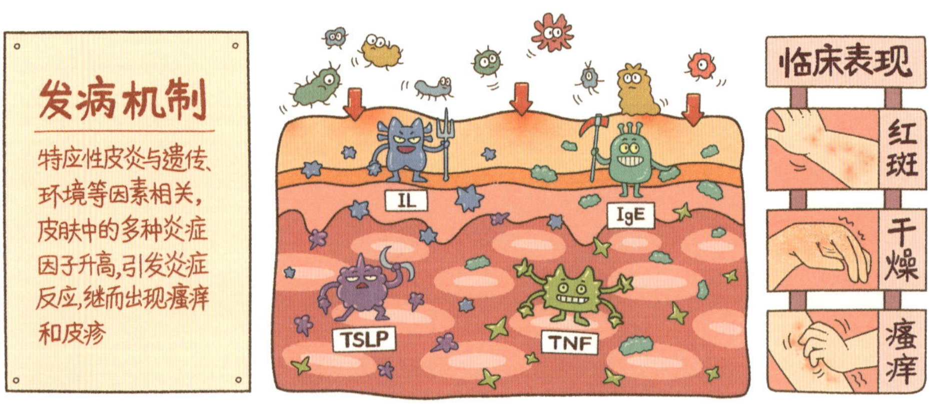

注解 IL：白细胞介素 IgE：免疫球蛋白E TSLP：胸腺基质淋巴细胞生成素 TNF：肿瘤坏死因子

从而加重病情。

(4) 其他相关因素

✓ 环境因素:流行病学调查显示,特应性皮炎在城市的发病率高于农村,这与环境有密切关系。同时,天气等也是重要影响因素,如寒冷、干燥的天气会使皮肤水分流失更快,加重皮肤干燥和瘙痒;潮湿环境容易滋生细菌和真菌,增加皮肤感染风险。花粉、尘螨、动物毛发等过敏原,也会刺激皮肤,引发免疫反应。

✓ 精神因素:精神压力、焦虑、抑郁等情绪问题与特应性皮炎密切相关。

✓ 妊娠是女性特应性皮炎加重的重要因素。

3. 不同年龄患者典型症状各不相同

一般来说,根据患者年龄可将特应性皮炎分为 4 个时期,不同年龄阶段患者的表现各异,但都具有皮肤干燥、湿疹样皮损和剧烈瘙痒的特点。

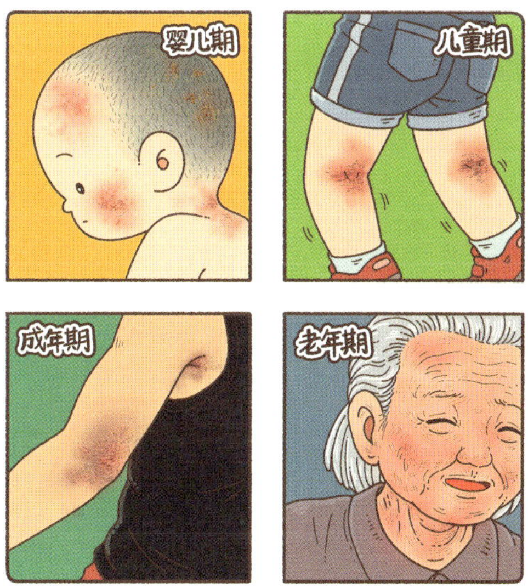

(1) 婴儿期(出生至 2 岁):皮损多分布于两颊、额部和头皮,皮疹以急性湿疹表现为主,多伴有渗出、结痂,也称“奶癣”。

(2) 儿童期(2~12 岁):多由婴儿期演变而来,也可不经过婴儿期而发生,多发生于面颈、肘窝、腋窝、颈前和小腿伸侧，以亚急性和慢性皮损为主，皮疹往往干燥肥厚，有明显苔藓样变，常常可见抓痕。

（3）青少年与成年期（12~60 岁）：皮损与儿童期类似，以亚急性和慢性皮损为主，主要发生在肘窝、腋窝、颈前等部位，也可发生于躯干、四肢、面部、手足，大部分呈干燥、肥厚性皮炎损害，部分患者也可表现为痒疹样。

（4）老年期（60 岁以上）：男性多于女性，皮疹通常严重而泛发，甚至累及全身出现红皮病。

4. 采用“阶梯式”分级治疗

（1）基础治疗：需要长期坚持，包括适当洗浴、恢复和保持皮肤屏障功能、避免接触各种机械和化学物质刺激、避免接触或服用可疑致敏物质等。

（2）药物治疗

✓ 轻度患者：根据皮损及部位选择外用糖皮质激素、钙调神经磷酸酶抑制剂、中药制剂等对症治疗，必要时口服抗组胺药治疗。

✓ 中度患者：除了根据皮损及部位选择外用糖皮质激素、钙调磷酸酶抑制剂、中药制剂等对症治疗外，还要做到主动用药维持治疗。严重者可进行湿包治疗控制急性症状；光疗如 NB-UVB 或 UVA1 也可根据年龄酌情使用。

✓ 重度患者：常需要住院治疗，可系统应用免疫抑制剂，短期应用糖皮质激素、生物制剂或小分子药物，或根据年龄酌情搭配光疗等。

5. “衣食住行”多管齐下，减轻症状

（1）衣：日常生活尽量穿宽松纯棉材质的贴身衣物，避免羊毛、合成纤维织物（如聚酯纤维）等。选择浅色的衣物，减少染色剂、荧光剂对皮肤的刺激。外出活动时，尽量穿着长袖长裤遮蔽，避免阳光直射和蚊虫叮咬。换季的衣服清洗后再穿。

（2）食：此类患者属于过敏体质，常合并食物过敏，儿童患者食物过敏更为常见，应避免摄入明确导致皮疹加重的过敏食物，但不主张过度忌口、盲目忌口，过度忌口可导致营养不良。建议患者做好饮食记录，并观察饮食与特应性皮炎发作的关系，从而帮助合理分析食物与疾病的关系。

（3）住：居家环境需要保持通风透气，避免入住刚装修不久的房屋，空调滤网要勤洗。环境温度适宜，保持清洁，家里尽量不用地毯，小朋友尽量不接触毛绒玩具，尽量不养宠物，不养易散播花粉的植物。定期清洗晾晒床单被罩、沙发垫等居家用品，也可使用除螨仪进行清洁。

（4）行：若患者明确存在对空气吸入物过敏，如尘螨、花粉等，春夏季出门应佩戴口罩，避免前往过敏原较多的场所；花粉季节尽量待在室内，关好门窗，减少过敏原接触；冬季出行建议做好保暖，避免过冷。日常做好防晒，适当体育锻炼，运动后及时淋浴冲掉汗液。

另外，特应性皮炎儿童应和正常儿童一样进行常规免疫接种，即使服用抗组胺药也不影响疫苗的防病效果。患儿对接种疫苗过敏时，常出现红斑、丘疹，如果同时又有特应性皮炎，会干扰医生判断是否出现疫苗过敏的情况，因此建议在特应性皮炎症状缓解后、病情稳定期接种疫苗。

病情稳定、无明显皮损的情况下，特应性皮炎患儿可以游泳。短时间游泳不仅可以减少皮肤表面的细菌定植、减少细菌感染，还有助于锻炼身体、增强抵抗力，帮助缓解压力和抑郁。游泳前应涂抹润肤剂，如凡士林等，以减少皮肤水分丢失及水中消毒剂等物质的刺激。根据皮肤的耐受程度控制游泳时间，避免在急性期或皮损严重时游泳。

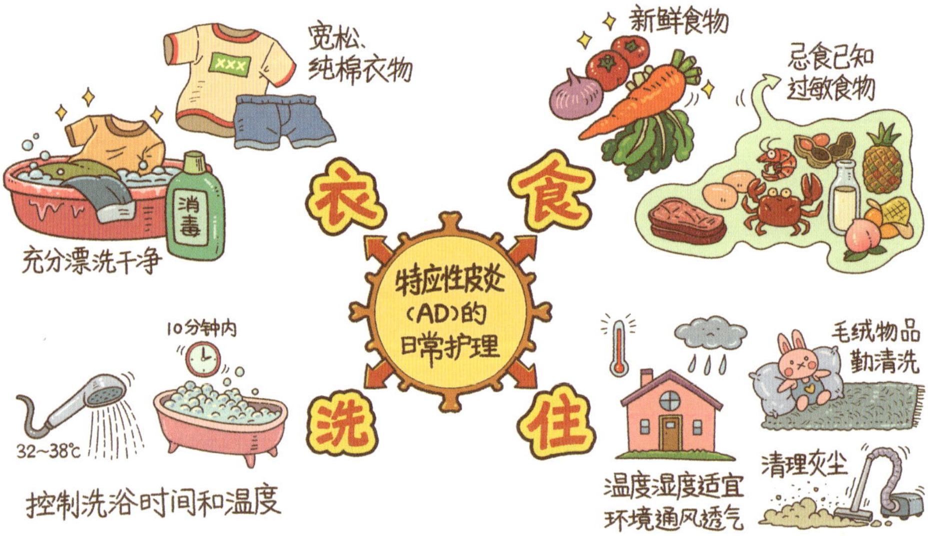
宽松、
纯棉衣物
消毒
充分漂洗干净
衣
新鲜食物
忌食已知
过敏食物
食
特应性皮炎
（AD）的
日常护理
10分钟内
32~38℃
控制洗浴时间和温度
洗
住
毛绒物品
勤清洗
温度湿度适宜
环境通风透气
清理灰尘

家校提醒

（1）禁止搓澡，避免破坏皮肤屏障

洗浴时间不宜过长，建议 5~10 分钟，水温控制在 32~38℃；推荐使用低敏无刺激弱酸性洁肤用品（pH 约为 6），洗浴频率以每日或隔

日 1 次为宜。

(2) 正确保湿,恢复皮肤屏障功能

长期涂抹保湿润肤剂不仅能阻止皮肤水分丢失,还能修复受损的皮肤屏障,减少外源性不良因素的刺激,从而减少疾病的发作次数和严重程度。每天足量多次使用,推荐儿童每周用量至少 100g,成人每周用量大于 250g,润肤剂最好在沐浴后 3 分钟内全身使用。

(3) 避免刺激因素

尽量避免可能导致皮炎加重的因素,如过度清洁皮肤或频繁使用碱性洗涤剂等。了解并远离引发皮炎的过敏原,如牛奶、鸡蛋、虾、蟹等,或尘螨、花粉、霉菌等,降低皮炎发作风险。减少环境刺激,保持室内温度适中,避免过热或过冷;降低空气湿度,避免汗液和水分过多刺激皮肤。选择合适的衣物和床上用品,首选宽松、柔软、透气的棉质衣物,避免粗糙、紧绷的衣物刺激皮肤;床上用品同样选择棉质、低过敏性的材质,保持清洁干燥。

(4) 适当使用药物

患儿在医生指导下合理使用药物,能有效缓解症状、控制炎症和减轻瘙痒。

(5) 调整饮食和生活习惯

保持良好作息,避免过度疲劳,合理搭配饮食,减少辛辣、油腻等刺激性食物摄入。通过勤剪指甲等,减少儿童过度搔抓,关注儿童情绪,保持积极乐观的心态,每天进行适当的体育锻炼。

(6) 母乳喂养能促进婴儿免疫系统发育,减少婴幼儿过敏现象。

斑　秃

“蔓蔓，蔓蔓，过来扎辫子啦！”

……

“怎么还不过来，上学马上要迟到了！”妈妈发现蔓蔓最近有些奇怪，平时爱“臭美”的她变得不爱照镜子了。

蔓蔓磨磨唧唧地递上梳子，妈妈梳着梳着，突然发现她的头顶有块白花花的头皮，大概一角硬币大小。

“这难道是传说中的‘鬼剃头’？不是只有大人压力大才会这样吗？”妈妈瞬间慌了神，赶忙带蔓蔓去医院。最终，医生诊断蔓蔓得的正是斑秃。

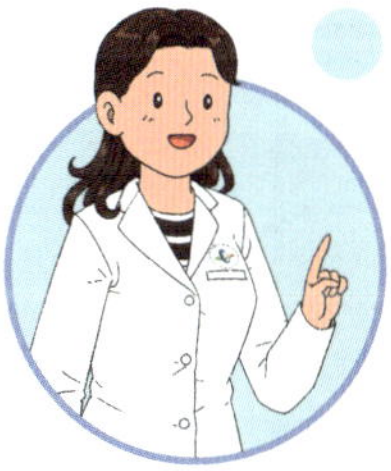

皮肤科医生说

斑秃，俗称“鬼剃头”，是一种突然发生的脱发性疾病，有时患者一觉醒来会突然发现头皮“秃了一块”。

斑秃并不是成年人的专利，约 2% 的人一生中会罹患一次斑秃，儿童发病高峰在 10 岁前，大多数儿童斑秃的预后比较好，尤其是轻度斑秃患儿，在去除诱发因素，经过适当治疗后，头发通常可在数月到一年内重新生长。但也有少数患儿病情可能反复发作，甚至发展为全秃或普秃，治疗难度相应增加，预后也相对较差。因此，对于儿童斑秃，早发现、早诊断、早治疗非常重要。

1. 斑秃并不止发生于头皮

典型的斑秃表现为头部突然出现圆形或椭圆形、边界清楚的脱发区，单发或多发，直径 1~10cm 不等。脱发区的皮肤光滑，无鳞屑、红肿、瘙痒、疼痛等异常表现。

《中国斑秃诊疗指南(2019)》将斑秃分为 3 度。

✓ 轻度：脱发面积<25%。

✓ 中度：脱发面积达 25%~49%。

✓ 重度：脱发面积≥50%。

当整个头皮头发全部脱落，则称为“全秃”。除头发全部脱落外，患者还可能出现眉毛、睫毛、胡须、腋毛、阴毛等毛发脱落的情况，称为“普秃”。

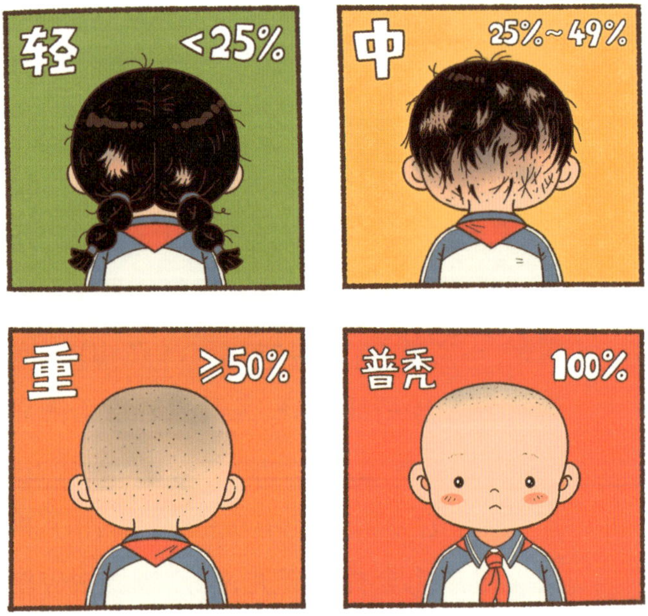

2. 斑秃进程分为 3 期

（1）进展期：脱发范围不断扩大或新增，脱发区边缘头发松动，很容易拔出，拉发试验阳性。

（2）稳定期：毛发停止脱落，拉发试验阴性，大多数患者在稳定期 3~4 个月后进入恢复期。

（3）恢复期：脱发区有新毛发长出，最初为细软色浅的绒毛，随时间推移慢慢变粗、变黑，逐渐恢复成正常的黑发。

拉发试验：3 天内不洗发，以拇指和食指拉起一束毛发（约 50~60 根），轻轻向外拉，计数脱落的毛发数，大于 6 根为阳性，表明有活动性脱发。

3. 斑秃发生与免疫系统“误判”有关

斑秃的发生与免疫系统有密切关联。免疫系统，宛如身体的忠诚“卫士”，时刻警惕，抵御外界侵袭。

正常状态下，对于免疫系统而言，人体的器官和组织都拥有特殊“豁免权”，不会被无端攻击。然而，在斑秃患儿群体中，免疫系统却发生了“误判”，将原本无害的毛发当作“危险的敌人”展开攻击。这一错误的行为，使得正常的毛发周期被彻底打乱，原本处于生长期的毛囊，在免疫系统的干扰下，被迫过早地进入退行期和休止期，致使毛发生长严重受限，短时间内大量脱落，最终形成斑秃。很多患儿在发病前后，可能还伴有其他自身免疫性疾病，如甲状腺疾病、白癜风等。

此外，斑秃的形成还可能与以下因素相关。

✓ 遗传易感性：约三分之一斑秃患儿有家族史。如果家族中有亲属曾患过斑秃，孩子患斑秃的概率显著增高。

✓ 精神因素：约 30% 斑秃患者会出现情绪压力问题。虽然儿童

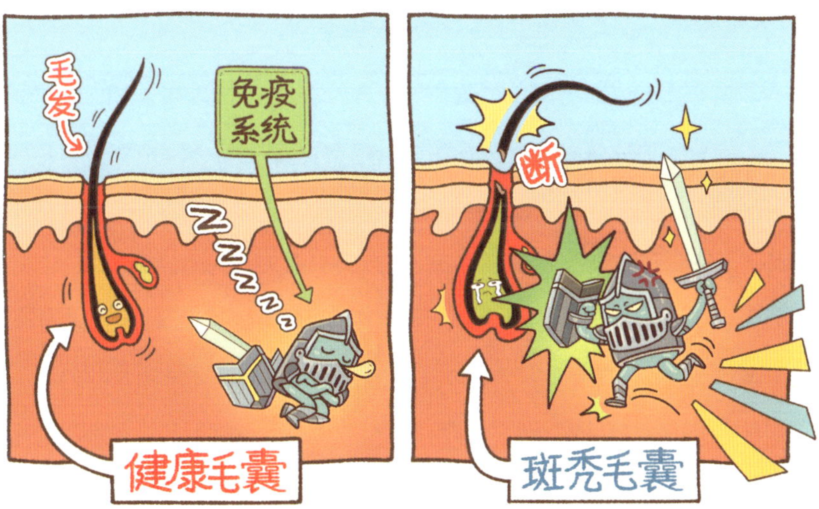

看似无忧无虑,但其实他们也一样面临各种压力,如学习压力、家庭环境不和谐、受到惊吓等,都可能导致精神紧张与焦虑。

✓ 维生素和某些微量元素的缺乏,如维生素 D、锌和叶酸。

✓ 某些微生物感染也可能是诱发斑秃的危险因素。

4. 发病年龄越小预后可能越差

若斑秃患者的毛囊没有被破坏,在去除诱因后大部分毛发会逐步恢复。但也有部分病例脱发反复发作,迁延数年,甚至数十年,或者治疗过程中一边长头发一边不断出现新的斑秃。14%~25% 的患者可发展为全秃或普秃,而全秃及普秃自然恢复率不足 10%。

有以下情况常提示患者预后较差:

✓ 发病年龄小。

✓ 有斑秃家族史。

✓ 脱发面积大。

✓ 病程长(>2 年)。

✓ 合并特应性皮炎或自身免疫性疾病等。

5. 儿童斑秃治疗需综合考虑年龄、脱发程度等因素

(1) 局部治疗

✓ 外用糖皮质激素:是治疗儿童斑秃的一线选择,常用药物有卤米松、糠酸莫米松、丙酸氟替卡松等,每日 1~2 次涂抹于脱发区。

✓ 重度且脱发面积大的斑秃患者,可用强效糖皮质激素乳膏封包治疗。

✓ 局部注射糖皮质激素：适用于斑秃范围小且外用药效果不佳的情况，需由经验丰富的医护人员操作，以防出现局部皮肤萎缩、感染或药物被系统吸收等不良反应。

✓ 米诺地尔：2% 米诺地尔适用于稳定期、脱发面积小的斑秃患者，常与其他疗法联用，避免在进展期单独使用。使用过程中可能出现局部皮肤瘙痒、发红、多毛等轻微不良反应，停药后多可自行恢复。若使用后出现心悸、头晕等症状，需立即停药并及时就医。

（2）系统治疗：病情进展快、脱发广泛的患儿，可能需要口服糖皮质激素或环孢素、甲氨蝶呤等免疫抑制剂，必须在医生指导下进行，家长要密切监测患儿用药后的不良反应，如有异常及时就医。

（3）心理治疗：斑秃患儿易出现焦虑、抑郁等心理问题，并导致病情加重，形成恶性循环。家长要留意患儿是否存在心理问题，必要时寻求专科医生帮助。

（4）其他治疗方式：重症斑秃患儿若脱发面积大、病程长且无自愈倾向，考虑到长期药物治疗不良反应大，可放弃药物治疗，通过戴假发或文眉等方式进行遮饰。

特别提醒家长注意，头发生长是一个缓慢的过程，通常持续治疗 3~6 个月才能看到明显效果。因此，治疗期间家长和患儿都要保持耐心，切勿因短期看不到效果就擅自增减药量或更换药物。

家校提醒

预防斑秃应做好 3 点

（1）培养良好生活习惯

家长应督促孩子养成规律作息习惯，保证充足睡眠，避免熬夜。饮食方面，做到不挑食、不偏食，确保营养均衡；多摄入富含蛋白质的食物，如鸡蛋、牛奶、鱼肉等；多吃富含维生素和矿物质的新鲜果蔬，如菠菜、橙子、香蕉等；适量食用坚果，补充微量元素，为头发生长提供充足营养。同时，鼓励孩子每天进行适量运动，如跑步、跳绳、游泳等，增强体质，提升免疫力。

（2）营造良好成长环境

在家里，家长要带头营造和谐的家庭氛围，减少家庭成员间的激烈争吵与冲突，让孩子在温馨、稳定的环境中成长。在学校，老师应根据学生年龄和学习能力，合理安排学习任务与作业量，避免学生学业负担过重，保证足够的休息和放松时间；同时，老师要关注学生间关系，引导友好相处，杜绝校园欺凌，营造和谐愉快的学习环境。

（3）关注情绪，及时疏导

家长和老师要时刻留意孩子的情绪变化，及时察觉其不良情绪；主动与孩子沟通，了解他们的内心感受，给予充分的关心和支持。同时，教导孩子掌握减压方法，适时调节情绪与心态，如听音乐、画画、与朋友或家人聊天等。

第四章

皮肤病日常护理

儿童清洁 Q&A

儿童清洁应遵循温和、适度的原则，根据不同的年龄和皮肤状况选择合适的清洁方法。避免过度清洁或使用刺激性产品，破坏儿童娇嫩的皮肤屏障。

1. 儿童每次洗手都要用洗手液或香皂吗

一般情况下，清水冲洗即可，无须频繁使用洗手液或香皂。在接触有机物（如食物残渣、血液、分泌物等）或油腻性物品（如食用油、润滑油、化妆品等）后，使用温和的洗手液或香皂清洁。避免使用含抗生素或杀菌剂的产品，除非在可能接触病原微生物或医院无菌操作时。

儿童应在饭前、便后、外出回家、接触宠物、咳嗽或打喷嚏、玩耍后及时洗手。

洗手时应使用流动清水，时间不少于 20 秒，确保手心、手背、指缝、指尖和手腕均清洁到位。

洗手后用干净的毛巾或纸巾擦干，或自然晾干。若皮肤干燥，可适当使用保湿霜。

2. 儿童是否需要使用洗面奶清洁面部

儿童每天早晚用清水洗脸 1 次即可。青少年由于油脂分泌较旺盛，容易出现痤疮、毛囊炎等皮肤问题，可选用洁面产品来清除多余油脂。

清洁面部时，应选择温和无刺激的洗面奶，每次用量为 1~2g，相当于黄豆至蚕豆大小。以面部 T 区为重点，用手指轻轻画圈涂抹，随后用清水彻底冲洗干净。水温应随季节而变化，因为水温过低会使毛孔收缩，不利于污垢的彻底清除；水温过高则会过度去除皮脂，对皮肤屏障造成破坏。

3. 儿童需要天天洗头吗

头皮与毛发清洁频率应依据头发的实际状态而定，以头发既不油腻又不干燥为宜，不同个体存在差异。

一般而言，油性发质可 2~3 天清洗一次，干性发质可 3~5 天清洗一次，中性发质可 3 天左右清洗一次。

清洁时，水温应略高于体温，以不超过 40℃为宜。先将头发充分浸湿，取适量洗发产品置于手心，揉搓出丰富泡沫后再涂抹于头发上，轻轻搓揉，随后用清水彻底冲洗干净。洗头时间控制在 5~7 分钟。可使用护发素，但要注意避免护发素接触头皮，护发素在头发上停留 2~3 分钟后即可用清水冲洗干净。

需要注意的是，切勿将洗发产品直接涂抹于干发上并按摩头皮，以免产品中的化学成分渗入皮肤，长此以往会造成头皮损害。

4. 儿童应每天洗澡吗

新生儿的首次洗澡应在出生后第 2 天进行，之后可每天或隔天洗 1 次，使用清水或对眼睛无刺激的新生儿专用沐浴液。动作应轻柔，注意保护脐部。清洗囟门时，手指平置轻轻揉洗，避免强力按压或搔抓。胎脂具有保护作用，不必强行去除，可用消毒植物油或石蜡油局部涂擦，使其自然脱落。

婴幼儿每 2~3 天沐浴一次即可，夏季天气炎热或活动量较大时，可每天洗澡。水温应接近皮肤温度，夏季可稍低，控制在 37~38℃；冬季则稍高，38~39℃，沐浴时间控制在 5~10 分钟。1 岁以内婴儿建议采用盆浴方式，当孩子能独立站立后，可开始尝试淋浴。沐浴时，可选用弱酸性或中性沐浴液，着重清洁颈部、腋窝、腹股沟等皱褶部位及尿布区，动作要轻柔，避免用力摩擦。盆浴时，要确保水位适宜，避免水过深导致溺水风险；淋浴时，要在浴室内放置防滑垫，防止孩子滑倒。

学龄前和学龄期儿童活动量逐渐增加，更频繁地参与户外活动，出汗和弄脏身体的概率也提高。建议每 1~2 天沐浴 1 次，冬季视情况减少沐浴次数。这两个阶段的儿童可以根据孩子的喜好和家庭习惯选择盆浴或淋浴。盆浴可以让孩子在水中玩耍，增加洗澡的趣味性，但要注意保持水的清洁。淋浴则更方便快捷，有助于培养孩子的独立性和自理能力。无论是盆浴还是淋浴，都要确保洗澡环境安全，检查浴室的水温调节装置是否正常，避免水温突然变化烫伤孩子。

青春期儿童因体力活动强度大，皮脂分泌旺盛，可每天淋浴。洗澡时，用手或柔软的棉质毛巾轻轻擦洗身体即可，切勿用力搓揉，不要使用刷子等粗糙的清洁工具。

另外，需注意避免在空腹、饱食或进行超过 1 小时的长时间体力、脑力活动后立即洗澡，以防因大脑供血不足或低血糖引发意外。

5. 儿童会阴部清洁应注意什么

儿童会阴部皮肤薄嫩，且透气性不佳，须每日进行常规清洁，尤其是大便次数较多的婴幼儿。

一般情况，用清水清洗即可；若特殊污染，如沾染粪便等，可选用温和无刺激的清洁产品。对于女婴，清洗时应从前向后冲洗，防止粪便污染尿道口；对于男婴，清洗时注意不要强行翻动包皮，尤其是包皮尚未自然分离的婴儿，以免造成损伤。

儿童保湿 Q&A

儿童保湿，不仅是日常护理的重要环节，更是预防和缓解皮肤问题的关键。选择适合的保湿产品并掌握正确的使用方法，结合日常护理小贴士，能有效保护孩子的娇嫩肌肤。

若孩子存在特殊的皮肤问题，建议及时咨询皮肤科医生，制定个性化的护理方案。

1. 儿童也需要保湿护理吗

是。与成人相比，儿童皮肤更薄，皮脂分泌少，皮肤屏障功能尚未发育完全，因此秋冬季节儿童皮肤更易出现干燥、脱屑等问题。科学正确的保湿护理，不仅能预防皮肤干燥，还能有效缓解常见的儿童皮肤问题，如湿疹、特应性皮炎、鱼鳞病等。

2. 如何选择儿童适用的保湿产品

优先为儿童选择含神经酰胺、甘油、透明质酸等保湿成分的产品；避免使用含香料、色素、酒精、高致敏防腐剂（如甲基异噻唑啉酮、尼泊金酯类、苯氧乙醇等）的产品，减少对皮肤的刺激，降低过敏风险。

秋冬季节,或干性皮肤儿童,宜选择较厚重的霜或膏状产品;春夏季,或油性皮肤儿童,宜选择较轻薄的乳液或凝露。

3. 如何正确使用保湿产品

保湿产品使用频率为每日 1~2 次,洗澡后 3 分钟内使用效果最佳。干燥季节或皮肤特别干燥时可增加使用次数。

涂抹时,先均匀覆盖于皮肤表面,再轻轻按摩至完全吸收。容易干燥的部位需重点涂抹,如脸颊、手肘、膝盖等。若皮肤有破损或炎症,应在医生指导下进行护理。

4. 特殊皮肤疾病患儿保湿护理如何进行

对于皮肤极度干燥或特应性皮炎、鱼鳞病等患者,“大量保湿”是一种特别有效的强化皮肤屏障修复的护理方法。“大量保湿”方法中保湿剂为常规用量的 2~3 倍,以达到全身充分覆盖。《儿童特应性皮炎基层诊疗指南(2023 年)》推荐特应性皮炎患儿每周保湿剂的使用量应达 150~200g。

5. 日常保湿小贴士

除涂抹保湿霜外,以下日常护理方法也有助于减少皮肤干燥的发生。

✓ 控制洗澡水温:使用 38℃左右的温水洗澡,避免水温过高,导致皮肤水分流失。

✓ 缩短洗澡时间:每次洗澡时间控制在 5~10 分钟,避免长时间浸泡。

✓ 选择温和清洁产品:使用无皂基、低敏的清洁剂,避免过度清洁。

儿童防晒 Q&A

家长应从小培养儿童的防晒意识，帮助他们养成良好的防晒习惯。

1. 儿童需要进行防晒护理吗

是。儿童的皮肤比成人更薄，屏障功能尚未发育完全，黑色素细胞活性较低，抵御紫外线能力差，更容易被紫外线辐射灼伤。长期暴露在阳光下，可能导致晒伤、光老化，甚至增加患皮肤癌的风险。通过科学的防晒措施，可以有效降低紫外线对儿童皮肤的伤害，预防晒伤、光老化及皮肤癌。

2. 防晒主要是防紫外线

防晒，主要是为了防止阳光中的紫外线（UV）对皮肤的伤害。紫外线根据波长分为长波紫外线（UVA）、中波紫外线（UVB）和短波紫外线（UVC）。UVC 在大气的臭氧层中几乎被完全吸收，不会到达地面，因此需要关注的是 UVA 和 UVB。

UVA 能穿透皮肤表层，到达真皮层，导致皮肤出现老化、色斑、皱纹等问题。UVB 是引起皮肤晒伤的主要因素，长时间照射皮肤会出现红肿、疼痛、脱皮等症状。UVA 和 UVB 也是皮肤癌的重要致病因素。

3. 阴天是否要防晒

防晒主要看紫外线指数，而不是晴天阴天。阴天时，阳光被乌云遮住，而 90% 的紫外线都能穿透云层。气温不高但紫外线强度较强的情况也存在，体感“凉快”不能作为是否需要防晒的参照标准。家长可利用手机天气软件查看紫外线指数（UVI），当 UVI 大于 2 时就需要防晒。

4. 儿童防晒怎么做更有效

防晒有“规避、遮挡、防护”3 种措施，应根据年龄和活动环境灵活调整。

（1）规避性防晒：儿童户外活动应尽量选择阴凉处，如树荫下或遮阳棚下，避免长时间直接暴露在强阳光下。上午 10 点至下午 4 点或儿童在阳光下的阴影长度短于身高时，均表示紫外线很强，此时应减少户外活动。雪地、沙滩、海面也会反射紫外线，需特别注意面部和眼睛的防护。

（2）遮挡性防晒：通过物理遮挡减少紫外线对皮肤的伤害。当 UVI 小于 2 时，不需要防晒；UVI 大于 2，进行一般室外活动时，需佩戴太阳镜，使用防紫外线伞，穿防晒服，戴宽边帽，尽量避免光线直接照射在皮肤上。

✓ 防晒衣物：选择轻薄、透气的长袖衣服和长裤，深色较浅色防晒效果好，优先选择 UPF（紫外线防护系数）大于 25 的防晒衣物。

✓ 遮阳帽:选择宽边帽或遮阳帽,能有效遮挡面部、耳朵和后颈部。

✓ 太阳镜:选择覆盖全部 UV 的遮阳镜,并尽量减少蓝光和紫光透过,镜面足够宽大能完全遮盖眼睛和眉毛。

✓ 遮阳篷:可供使用婴儿车的人士选择,直接遮挡日光,实用且安全。

(3)防晒产品:涂抹防晒霜作为补充防护手段。

✓ 6 月龄以下婴儿皮肤屏障功能较弱,不建议使用防晒产品,推荐通过规避性防晒和遮挡性防晒。

✓ 6 月龄至 2 岁儿童应以规避性防晒和遮挡性防晒为主,必要时可选择 SPF10/PA+以内的物理防晒产品。

✓ 大于 2 岁儿童可根据紫外线的强弱和户外活动时长选择 SPF15~40/PA+~+++的物理防晒产品。

儿童防晒应选用可同时防护 UVA 和 UVB 的广谱防晒产品。成分选择上,优先考虑无香料、无酒精且低刺激的物理防晒剂,如氧化锌、二氧化钛等。需避免使用含有氧苯酮、奥克立林等成分的化学防晒剂,以降低对儿童娇嫩皮肤的刺激风险。倘若儿童参与游泳、玩水这类活动,则必须选择具备防水功能的防晒产品,以确保防晒效果的持久性。

特别需要提醒的是,即使涂抹了防晒产品也不宜长时间在强烈阳光下活动。

5. 认识防晒指数,科学防晒

防晒霜上的"SPF"指防晒指数,主要衡量防护 UVB 的能力。

SPF 后面的数值,表示产品可延缓皮肤被晒伤的时间倍数,数值越高,防御时间越长。

“PA”指 UVA 防护等级,主要衡量防护 UVA 的能力,以“+”来表示防御强度,“+”数量越多,防御强度越好,延缓晒黑的时间越长。

这两项指数和等级并非越高越好,可根据活动场所和类型合理选择。

✓ 室内活动:在没有紫外光源的室内活动,不需要使用防晒产品;室内可能受到 UV 照射时(靠窗、接触较强紫外灯光源、强荧光灯、驱蚊灯、娱乐场所的霓虹灯光等),应选择 SPF15/PA+以内的产品。

✓ 室外活动:阴天或树荫下的室外活动,选择 SPF15~25/PA+~++产品;直接在阳光下活动,选择 SPF25~30+/PA++~+++产品;高强度 UV,雪山、海滩、高原等环境,或春末、夏季阳光下活动,使用 SPF50+/PA++++产品;如活动涉及出汗或水下工作,应选择防水抗汗类产品。

6. 防晒霜的用量和涂抹时间

防晒霜涂抹量:一般来说,每次防晒霜用量至少是 $2mg/cm^2$。一张正常大小的脸,需要涂抹一元硬币大小的量,才足以保护脸部不受紫外线侵袭。

防晒霜应在出门前 15 分钟涂抹,用量约为一元硬币大小,涂敷于全面部,一般需每隔 2~3 小时重复涂抹。值得注意的是,不仅面部需要涂抹防晒霜,全身曝光部位均需涂抹,尤其头顶头发稀少、耳廓暴露的人群,要特别注意这些部位的涂抹。同时,下唇易受日光损伤,应注意使用有防晒功效的唇膏。

7. 使用防晒霜后如何清洁皮肤

使用防晒霜后也要注意清理，脱离光照射环境即可洗掉，一般防晒产品用清水或洗面奶即可洗净，如是抗汗防水性产品，必须仔细彻底清洁，或使用卸妆产品。

特别值得关注的是，为防止婴幼儿因过度防晒引发维生素 D 缺乏，可每天安排 1~3 次日光浴，每次时长控制在 10 分钟左右，如此便能满足其每日对维生素 D 的需求。日光浴时间推荐在早上 10 点前和下午 4 点后，务必避开紫外线最强烈的时段。

鉴于存在诱发皮肤癌的风险，严禁 18 岁以下青少年使用美黑产品。

药膏的正确使用量

很多人使用外用药膏时会产生疑惑：究竟该挤多少药膏？一支药膏能用多久？在药膏使用中，有 1 个实用的衡量标准——指尖单位(fingertip unit，FTU)，是指从口径为 5mm 的标准包装软管，挤到成人一个指尖的外用药剂量，这里的一个指尖是指成人食指指尖到第一指节处的长度。1 个 FTU 约为 0.5g，覆盖面积相当于两个成人手掌大小，或一只手的正反面。借助这一概念，能帮助家长精准用药，避免药量过多引发不良反应，或药量不足影响疗效，实现安全、有效用药。

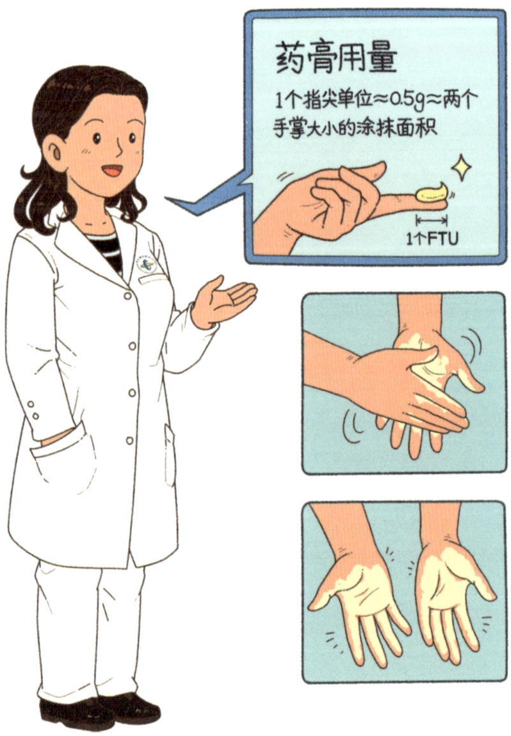

例如，治疗皮肤疾病时，若病变部位面积约两个手掌大小，使用 1 个 FTU(0.5g)的药膏量就足够了。若一天用药 2 次，一支 10g 的药膏可用 10 天。

对于成人，不同身体部位所需 FTU 数量不同：

头颈部约需 2.5FTU，单侧上肢约需 4FTU，躯干前部/躯干后部约需 7FTU，单侧下肢约需 8FTU。

由于儿童身材比例、皮肤厚度、体表面积等与成人有显著差异，使用外用药膏时不能照搬成人剂量标准。

儿童外用药推荐使用剂量表(单位:FTU)

年龄	面颈部皮肤	单侧上肢(含手部)	单侧下肢(含足部)	胸腹部	腰背部(含臀部)
3~6月龄	1	1	1.5	1	1.5
1~2岁	1.5	1.5	2	2	3
3~5岁	1.5	2	3	3	3.5
6~10岁	2	2.5	4.5	3.5	5

儿童成长中的
皮肤烦恼

第五章

皮肤病就诊指引

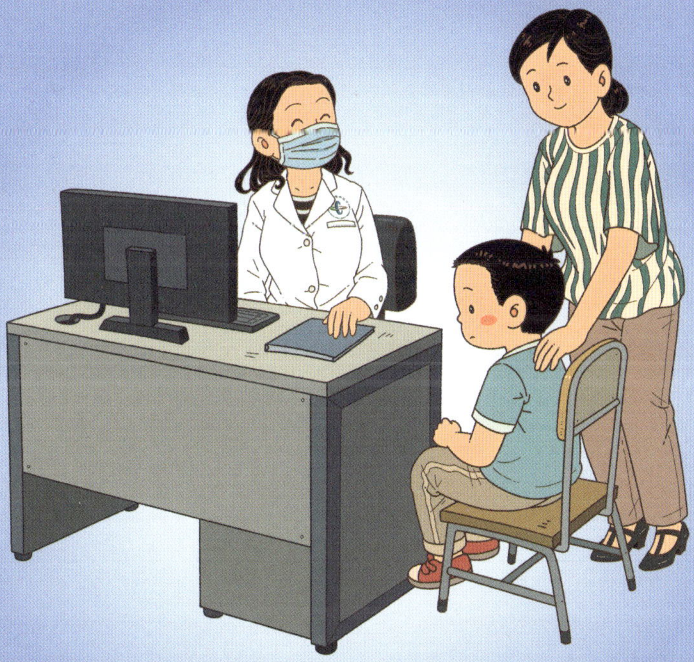

就诊前

1. 预约挂号

（1）线上预约：通过医院官网、微信公众号或第三方平台提前预约，选择皮肤科及合适的时间段。

（2）现场挂号：若无法线上预约，可尽早到医院现场挂号，但可能需排队等候。

2. 准备资料

（1）身份证/医保卡：携带有效身份证件和医保卡。

（2）病历资料：如有既往病历、检查报告、用药记录等，请一并携带。

（3）药物清单：列出正在使用的药物，包括处方药和非处方药。

3. 梳理皮肤病的发生发展、治疗经过及治疗反应

（1）症状描述：整理皮肤问题出现的时间、部位、症状（如瘙痒、疼痛等）、病情变化及用药后反应等情况。

（2）照片：如果皮损自行消退，最好提前拍照，以防就诊时症状不明显。

4. 个人准备

（1）清洁皮肤：保持皮肤清洁，避免就诊前使用刺激性护肤品。

（2）避免化妆：就诊当天尽量素颜、不要化妆，以免影响医生观察。

（3）穿着：选择宽松的衣物，方便医生进行体格检查。

就诊中

1. 候诊

（1）按时到达：提前 10~15 分钟到达医院、人工/自助机取号，完成报到手续。

（2）保持安静：候诊时保持安静，避免大声喧哗打扰他人。

2. 与医生沟通

（1）详细描述：清晰描述症状、皮损持续时间、病情变化及用药情况。

（2）如实回答：如实回答医生关于病史、过敏史、家族史等问题。

（3）诉求清晰：把所需解决的皮肤问题一次性向医生说明。

（4）主动提问：如有疑问，应及时提出。

3. 检查与诊断

（1）皮肤专科检查：医生会进行视诊、触诊等初步检查。

（2）辅助检查：如有必要，医生会开具皮肤镜、皮肤真菌检查、皮肤超声、皮肤病理、血液学检查等。

（3）诊断与治疗建议：医生根据检查检验结果作出诊断，制定治疗方案。

就诊后

1. 取药与治疗

（1）按方取药：凭处方到药房取药，注意核对药品信息。

（2）治疗操作：如需进行皮肤病相关治疗等，按医嘱前往相关楼层及治疗室，有序现场排队治疗或预约择期治疗。

2. 遵医嘱执行

（1）遵医嘱按时用药：严格按照医嘱用药，注意剂量和频率。

（2）调整生活方式：遵循医生关于饮食、作息、护肤等方面的建议。

3. 复诊安排

（1）复诊时间：按医生建议的时间复诊，观察治疗效果。

（2）病情变化：如症状加重或出现新问题，应及时复诊。

4. 日常护理

（1）皮肤护理：使用温和的润肤及清洁产品，避免刺激。

（2）防晒：外出时做好防晒，避免紫外线对皮肤的伤害。

（3）饮食作息：合理饮食，尽量避免高油、高糖、高盐及刺激性食物，保持充足的水分摄入。规律作息，避免熬夜。

5. 心态及心理调适

（1）保持积极心态：皮肤症状的改善需要时间，应保持耐心。

（2）寻求支持：如有心理压力，可寻求家人、朋友或专业人士的帮助。

参考文献

[1] 赵辨 . 中国临床皮肤病学[M]. 南京:江苏凤凰科学技术出版社,2017.

[2] 余进,朱敏 . 中国头癣诊断和治疗(2018 修订版)[J]. 中国真菌学杂志,2019,14(1):4-6.

[3] HAY R J. Tineacapitis:Currentstatus[J]. Mycopathologia,2017,182(1/2):87-93.

[4] 中国体癣和股癣诊疗指南工作组 . 中国体癣和股癣诊疗指南(2018 修订版)[J]. 中国真菌学杂志,2019,14(1):1-3.

[5] 中国手癣和足癣诊疗指南工作组 . 中国手癣和足癣诊疗指南(科普版 2022)[J]. 中国真菌学杂志,2022,17(2):89-93.

[6] 中华医学会皮肤性病学分会免疫学组,特应性皮炎协作研究中心 . 中国特应性皮炎诊疗指南(2020 版)[J]. 中华皮肤科杂志,2020,53(2):81-88.

[7] EICHENFIELD L F,BOGUNIEWICZ M,LAUREN C T,et al. Systemic therapy for atopic dermatitis in children and adolescents:a United States expert consensus[J]. Dermatology,2024,240(5/6):897-909. DOI:10.1159/000540920.

[8] WOLLENBERG A,BARBAROT S,BIEBER T,et al. Consensus-based European guidelines for treatment ofatopic eczema(atopic dermatitis)in adults and children:part I[J]. J Eur Acad Dermatol Venereol,2018,32(5):657-682.

[9] 中华医学会,中华医学会杂志社,中华医学会皮肤性病学分会,等 . 日晒伤基层诊疗指南(2023 年)[J]. 中华全科医师杂志,2023,22(4):348-352.

[10] PELLACANI G,LIM H W,STOCKFLETH E,et al. Photoprotection: Current developments and controversies[J]. J Eur Acad Dermatol Venereol,2024,38(S5):12-20.

[11] 中国痤疮治疗指南专家组. 中国痤疮治疗指南(2014 修订版)[J]. 临床皮肤科杂志,2015,44(1):52-57.

[12] BAE I H,KWAK J H,NA C H,et al. A comprehensive review of the acne grading scale in 2023[J]. Ann Dermatol,2024,36(2):65-73.

[13] TITUS S,HODGE J. Diagnosis and treatment of acne[J]. Am Fam Physician,2012,86(8):734-740.

[14] 王露萍. 二氧化碳点阵激光美容技术应用于色素痣治疗中临床分析[J]. 医学美学美容,2020,29(6):38.

[15] 周子芙. 色素痣的不同治疗方法及其研究进展[J]. 中国美容医学,2022,31(5):169-172.

[16] HOEGER P H,KINSLER V,YAN A C,et al. Harper's textbook of pediatric dermatology [M]. 4th ed. Hoboken:Wiley-Blackwell,2020.

[17] 中国疾病预防控制中心免疫规划中心,中华预防医学会疫苗与免疫分会. 水痘疫苗预防接种专家共识[J]. 中华流行病学杂志,2023,44(5):663-670.

[18] 中华医学会皮肤性病学分会,中国医师协会皮肤科医师分会. 中国荨麻疹诊疗指南(2022 版)[J]. 中华皮肤科杂志,2022,55(12):1041-1049.

[19] 中华医学会皮肤性病学分会,中国医师协会皮肤科医师分会. 中国斑秃诊疗指南(2019)[J]. 中华皮肤科杂志,2020,53(2):73-77.

[20] 中国医师协会皮肤科医师分会皮肤美容事业发展工作委员会. 中国皮肤清洁指南[J]. 中华皮肤科杂志,2016,49(8):537-540.

[21] 中国医师协会皮肤科医师分会皮肤美容事业发展工作委员会. 皮肤防晒专家共识(2017)[J]. 中华皮肤科杂志,2017,50(5):316-320.